谈医论症话健康

（第一辑）

沈国芳　主编

上海交通大学出版社

内容提要

    本书汇编整理了上海交通大学附属第九人民医院从事临床工作多年、临床经验丰富的专家执笔或审稿的 96 篇科普文章，从预防、诊断、治疗、日常保健等多个方面对内科、外科、整形外科和口腔科的常见病进行了深入浅出的介绍，语言通俗，重点突出。同时，对于读者关注的问题进行了较为详尽的阐述，在常见病防治方面的不少疑问在书中都能找到满意的答案。

图书在版编目(CIP)数据

谈医论症话健康. 第一辑/沈国芳主编. —上海：上海交通大学出版社,2017
ISBN 978 - 7 - 313 - 16555 - 8

Ⅰ.①谈… Ⅱ.①沈… Ⅲ.①常见病—诊疗 Ⅳ.①R4

中国版本图书馆 CIP 数据核字(2016)第 326613 号

谈医论症话健康(第一辑)

主　　编：沈国芳
出版发行：上海交通大学出版社　　　　　　　　　　地　　址：上海市番禺路 951 号
邮政编码：200030　　　　　　　　　　　　　　　　电　　话：021 - 64071208
出 版 人：郑益慧
印　　制：常熟市文化印刷有限公司　　　　　　　　经　　销：全国新华书店
开　　本：710mm×1000mm　1/16　　　　　　　　印　　张：12
字　　数：215 千字
版　　次：2017 年 1 月第 1 版　　　　　　　　　　印　　次：2017 年 1 月第 1 次印刷
书　　号：ISBN 978 - 7 - 313 - 16555 - 8/R
定　　价：38.00 元

编委会名单

序

让医学科普服务市民健康生活

"上海市志愿者协会社区教育志愿服务总队"自2014年6月正式成立以来，由上海市学习型社会建设服务指导中心负责统筹协调和运作管理。到目前，社区教育志愿服务总队已在全市成立了40个工作站、227个服务点，招募志愿者4 000余人。上海交通大学医学院附属第九人民医院作为一家三甲综合性医院，积极加入了上海市志愿者协会社区教育志愿服务总队，成为推进全民医学科普教育的一支重要且活跃的志愿力量。

医学科普是关系全民健康与和谐社会建设的大事。上海交通大学医学院附属第九人民医院在开展优质医疗资源服务社区居民的公益活动、努力提高市民健康素养的同时，承担了"优质医疗资源服务于社区教育的实践与应用"项目建设，并获批"2016上海社区教育志愿服务品牌"重点项目，作为此重点项目中的一项重要内容，上海交通大学医学院附属第九人民医院统筹各科室的医务工作者策划并撰写了医学科普书籍《谈医论症话健康》。

该医学科普书籍集中讲述了大众所关注的健康问题，内容丰富多样，贴近百姓生活。比如，《口腔黏膜养护5要诀》《"烫辣"出来的口腔癌》《专家支招，化解驾车族心血管健康问题》《拖一夜，心梗坏死面积大》《整复专家除疤有方》《肢体淋巴水肿——需要重视并坚持呵护》等，在主题选择上坚持贴近生活，在内容表达上坚持通俗易懂，在装帧设计上坚持趣味可读，读来亲切，让人受益匪浅。

昔岐黄神农，医之源始；华佗仲景，医之圣也。在祖国医学发展的长河中，医学科学家辈出，他们始终以向社会大众传播医学科普知识为己任。随着对疾病"早期预防、早期治疗"的理念不断深入人心，医学科普教育正成为医疗卫生工作

1

重点前移的支柱,医学科普知识的传播和学习也会越来越成为学习型社会建设和社区教育志愿服务的工作重点之一。

希望越来越多如九院这样的高水平专业机构积极关心、大力支持并热心参与社区教育志愿服务工作,让我们一起为上海这一座美丽的城市献出自己的一份力量。

2016 年 11 月 8 日

(本序作者系上海开放大学校长、
上海市学习型社会建设服务指导中心主任)

目 录

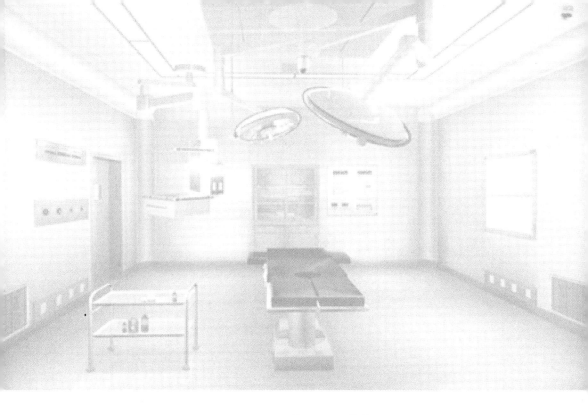

一、内 科

专家支招，化解驾车族心血管健康问题

许左隽　心内科副主任医师

案例

高原自驾游，酒后突发意外

王先生，55 岁，私企经营者，业余时间喜欢自驾摄影。去年秋天，他与 5 个摄影伙伴相约结成车队，自驾赴四川九寨沟和康定采风，这些地区的平均海拔在 3 000～4 000 m。王先生前几年曾几次出差去过西藏，都没有明显的高原反应；如今除了血压偏高外，没有其他任何毛病。于是，自认为身体无碍的他安心上路了。

从上海到九寨沟总里程是 2 100 多公里，王先生的车队沿高速公路以每天行驶 500 公里左右的速度向目的地进发，从上海出发后的第五天就到达了九寨沟。可是就在抵达当天晚上 8 点，王先生在酒店房间里突感胸闷、胸痛，浑身冒冷汗，幸好被同房室友及时发现送医救治，经心电图检查被诊断为急性心梗。经药物控制稳定后，他被连夜送往成都大医院做了支架手术，总算把性命保住了。

专家解读

几年前身体 OK，并不代表现在没问题

近年来，我国的自驾游越发热火起来，不少中老年人也加入到自驾一族中，这也让自驾途中的健康管理问题日益突出，尤其是去中西部高海拔地区。其实，王先生的例子就很能说明问题。他几年前曾去过西藏，但是，一个中老年人几年里的身体状况会差别很大，以前去高原没事，并不代表如今的身体就能适应。况且，近年来，王先生工作繁忙应酬多，还患上了高血压，已具有冠心病的危险因素，这更需要引起重视。因为高原的低氧环境更容易使血压出现波动，增加心脏负荷，从而加重心肌缺血。加之，连日来，每日 500 公里的高强度驾驶，也容易使人精神紧张，身体疲劳，更容易诱发心脑血管的意外。

专家支招

高原自驾游前要做体检

无论男女和年龄，在准备去高原地区做长途自驾游前，都应该在出行前做一下行前体检，主要包括三方面的内容：①每天测量血压。一般认为近期的血压控制在 140/90 毫米汞柱以下是可行的范围，超过此范围需由专科医生进行评估。②做心电图、血常规和胸片等检查，了解自己心脏基本状况；既往有或怀疑冠心病史的，最好行前就诊于心血管门诊做专业风险评价；如原有下肢水肿者，

需加做双下肢动静脉B超，了解下肢血管状态，如发现下肢静脉有血栓出现，则不建议每天持续2小时以上甚至更长时间的长途驾驶，以防下肢血流缓慢血栓形成、脱落并阻塞肺动脉出现肺动脉栓塞等危险。③中老年人做心肺功能测试。如心动超声和肺功能测试试验，了解自身的心肺功能状况是否能适应高原地区的低氧环境，如果发现在平原地区血氧饱和度已经有异常，则应立即终止出行计划。

TIPS

自驾游必备应急药品

（1）硝酸甘油或麝香保心丸：主要针对伴有高血压或冠心病史的中老年人，在驾驶或游玩途中，若突发心绞痛时，服用此类药物可有效缓解症状，为接下来去医院就诊赢得时间。

（2）利尿剂：一些人在长时间驾驶后，会出现两腿水肿，有些人在高原地区还会出现气急、肺水肿等高原反应，此时，服用利尿剂可以暂时帮助患者有效排水，减轻不适症状，为进一步就医救治做好准备。

（3）吸氧机（氧气瓶）：这对去高海拔地区自驾游者尤其需要。当出现头晕、气急、胸闷、头痛、乏力等缺氧症状时，通过适时吸氧就能有效缓解。对于心血管疾病患者来说，当出现心脏不适症状时，适时吸氧也能缓解症状，为进一步治疗赢得先机。

健康提醒

开车出行，找一条轻松、快捷的路段

对于每天需要开车通勤的上班族来说，最头痛的就是，遇到助动车乱窜、堵车等复杂的交通路况，这不由会使你交感神经始终处于亢奋状态，情绪紧张、焦虑、愤怒，长此以往，高血压等心血管疾病自然也容易找上门。所以，我们不妨每天早出门15分钟，稍稍绕一些路，找一些车流量少的清静路段，从而避开车流高峰。在轻松、快捷的路段上驾驶，这是每个驾车者都愿意的。

 ② 年轻的老烟民熬夜突发心梗

许左隽　心内科副主任医师

张先生今年35岁，却是个有近20年烟龄的老烟民，而且他平时经常熬夜，生活非常不规律，但由于年龄较轻，平时没有不舒服，从不注意身体情况。这天凌晨，张先生因为种种原因彻夜未眠且又吸了大量烟，随后出现了胸痛、大汗，症状时轻时重,有时还会出现短暂的眼前发黑。张先生认为当时是凌晨,想坚持到早晨,如果症状仍不缓解再去医院看病,而且自己平时身体很好,不会有什么大问题。可是张先生的胸痛症状始终不能缓解,在发病 4 个小时后家属将其送到附近的医院。

刚到医院,张先生就出现了意识丧失、四肢抽搐,急诊心电图检查显示张先生出现室颤,在除颤后张先生恢复意识,复查心电图显示张先生得了急性下壁ST 段抬高型心梗!从发病到入院,大约 5 个小时,心内科医师在征得家属同意后,为患者进行了心脏支架手术,术后张先生胸痛明显缓解,转入心内科监护病房继续药物治疗。

专家点评

(1)目前已证实,吸烟是冠心病的重要危险因素,可以导致动脉斑块形成,使血管变窄,而且急性大量吸烟也可导致血栓形成,阻塞血管。本案例中,张先生虽然年轻,既往没有任何疾病,但他生活方式非常不健康,而且他大量吸烟,毫无节制,因此可以断定,吸烟是诱发他本次心梗的重要原因,所以冠心病患者戒烟非常重要!而且每个人都应该抵制吸烟。

(2)张先生发病后虽然没有及时就医,但显然他非常幸运,发生室颤时刚好来到医院,如果当时不是在医院,张先生的命运可能就截然不同了!急性心梗时间就是生命,时间就是心肌,发病后随时可能发生各种严重并发症导致猝死,张先生就发生了恶性心律失常,所以越早就医,预后就越好,一旦不适及时就医,不能强忍,否则错失最佳治疗时机后果不堪设想。

❸ 拖一夜,心梗坏死面积大

卞　玲　心内科副主任医师

薛　超　心内科主治医师

案例

82 岁的赵大爷平时非常注意身体健康,家里常备了各种非处方药。一天傍晚 7 点,他吃完晚饭后觉得胃部不适,有轻度出汗,但是可以忍受,吃了点胃药症状有所缓解,就没有注意。半夜,赵大爷再次出现胃部不适症状,比之前严重,可是他怕麻烦老伴,就继续忍着,好不容易熬到早晨才去医院看病。

经检查,心电图显示赵大爷得了急性下壁 ST 段抬高型心肌梗死,收入院进行冠脉介入治疗,最终康复出院。虽然目前身体没有大碍,但医生告诉他,如果早点就诊,心肌坏死的面积会更小。

专家点评

赵大爷没有意识到疾病的严重性而延误就医,虽然通过治疗没有生命风险,但是延迟就诊导致他心肌梗死的范围增大,日后心衰的风险增大。这个案例提示大家注意以下几点。

首先,我们要认识并不是所有心肌梗死患者都表现为胸部不适,约50%的患者症状并不是典型的胸闷、胸痛,而可能表现为胃痛等症状。尤其是高龄老人或者患有多年糖尿病的患者,症状多不典型。

其次,有些心梗患者表现为上腹疼痛,恶心、呕吐,甚至出现有腹部压痛及肌紧张,也有些人初发就以心力衰竭为主要表现,表现为突然的呼吸困难,更有些老年人表现为头晕、抽搐、肢体瘫痪等神经系统表现。一旦发现应及时就诊。

最后,如果出现不明原因的疼痛或者突发不适,症状持续不缓解,或者有逐渐加重的趋势,尤其是有冠心病病史的患者,或者有高血压、糖尿病、高脂血症、吸烟、冠心病家族史等冠心病高危因素人群,应该及时就医,排除心肌梗死等疾病,避免出现延迟就诊导致死亡或者心梗面积扩大等不良后果。

 乱停药,心梗会"复发"

殷兆芳　心内科副主任医师

案例

今年62岁的张先生,离异后一直独居,几乎天天打麻将。3个月前曾因前壁心肌梗死入院,及时做了支架,手术很成功。出院后,张先生在最初一段时间里,规律服用医生交代的5种药物,并戒烟1个月。但不久后,张先生又回到麻将室并开始吸烟了。更糟糕的是,感觉一切良好的张先生任性地停用了所有冠心病药物。

结果在停药后的第5天,距离第一次心梗不到3个月,张先生再次因为心肌梗死入院。虽然经过医生积极抢救,张先生又一次幸运地与死神擦肩而过,但再次心肌梗死还是对他的心室功能造成了影响。

专家点评

在临床上,很多心梗患者抢救成功后,不注意遵医嘱进行后续治疗,导致危及生命的心血管事件再次发生。这个案例提醒大家注意以下几点。

第一,心肌梗死患者出院后不能随意停药。很多心肌梗死患者有擅自停药的情况,这是对自己非常不负责任的表现。停药的原因各种各样,有的像张先生一样自我感觉良好就停药;有的因为听说药物副作用多就停用;有的因为担心阿司匹林和氯吡格雷双联抗血小板治疗会引起出血就停药了……我们见过许多因乱停药引起惨痛教训的案例,有的甚至为此付出生命的代价。建议心肌梗死患者出院后在医师指导下坚持用药,发现症状好转时,如果希望停药或减量,应先咨询医生。

第二,对目前的治疗、处方或药物不良反应有疑虑或担忧时,应该寻求专业医生的帮助。

第三,心梗治疗中,生活方式的调整十分重要,应注意戒烟,作息规律并合理锻炼,否则可能再次引发心梗。

5 反复胸痛老硬扛,反而丢命

殷兆芳　心内科副主任医师

案例

74岁的周阿姨患有糖尿病、高血压多年。她一直有心绞痛症状,但是担心一去看病,一辈子都不能停药,所以一直没进行规律诊治。半年前,周阿姨反复出现心绞痛,稍一活动症状便加重,这次她急了,赶紧去医院就诊,医生诊断她为冠心病、不稳定型心绞痛、糖尿病和高血压,劝她住院进一步检查治疗。但她一听说要做冠脉造影,且可能需要放支架时,立即拒绝,只要求药物治疗。她认为又不是一直胸痛,休息一下就缓解了,不会危及生命。接诊的医生反复劝说无效,只能叮嘱她规律用药,碰到胸痛急性发作及时就诊。

不久后,周阿姨反复胸痛发作加重3天,持续胸痛伴出冷汗、气急15小时后又到医院就诊。据家属说,周阿姨一直想多熬一熬,看能否挺过去。到急诊室时,周阿姨的脉搏、血压已经测不出来了。接诊医生迅速做出诊断,启动心梗急诊PCI绿色通道,急诊造影发现冠脉3支血管均已闭塞。尽管心内科医生在极短时间内迅速为其开通了梗死相关动脉,应用了最佳治疗方式,但终因治疗不及时,周阿姨在2天后因心源性休克去世。

专家点评

我们都希望周阿姨的悲剧不再发生,因此提醒大家注意以下几点。

第一,发现患有高血压、糖尿病等疾病时,一定要引起重视,在专科医生指导下治疗,预防心脑血管疾病不能讳疾忌医。这样可以最大限度地减少心肌梗死等不良后果的发生。

第二,出现心绞痛等症状,要在心血管专科医生的帮助下,进行科学合理的诊断评估,根据情况选择单纯药物治疗或血运重建加药物治疗。早期对缺血心肌进行干预,可降低死亡风险。

第三,一旦出现持续胸痛等症状,要第一时间就医,"时间就是心肌,时间就是生命",错过心肌梗死的最佳再灌注时机,预后往往不佳。

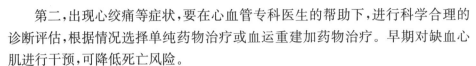

6 糖尿病筛查　仅查空腹血糖并不够

陆颖理　内分泌代谢科主任医师、教授

糖尿病是一种会严重影响生活质量的慢性疾病,也是目前中国和全世界面临的极大挑战之一。我国糖尿病发病率已达 11.6%,约 1.139 亿人,这是一个相当庞大的人群。另外,还有 40%～50% 糖耐量异常的人群,也就是人们常说的"糖尿病前期"、"隐匿性糖尿病"患者。重视对 2 型糖尿病的筛查,对改变疾病进程和减少并发症风险至关重要。

那么,哪些人要重点筛查糖尿病,又该怎么筛查呢?

四类人应重点筛查糖尿病

第一,如果家属中有糖尿病患者,应该定期筛查,至少一年检查一次。第二,肥胖人群(体重指数大于 28),25 岁以上就应每年定期筛查糖尿病。第三,高血压人群,应该定期筛查血糖。第四,经常有顽固性感染者,如尿路感染反复发作不愈,应深入检查血糖。最后,健康人群,也没有家属患糖尿病者,建议在 35 岁之后每年检查一次。

糖尿病筛查查什么

说起血糖检查,很多人将其等同于检查空腹血糖。其实,糖尿病筛查并不是只查空腹血糖就足够了。门诊中经常有患者表示"之前也每年体检,从来没有发现血糖高,怎么就突然发生糖尿病并发症了呢?"再仔细询问可以发现,他们在体检中检查的项目仅为空腹血糖,检查结果处于正常值范围内高值,但是机器不会告诉他已经是空腹血糖受损,所以他们一直认为自己的血糖很正常。

糖尿病筛查重点有 4 个项目:空腹血糖、餐后血糖、随机血糖、糖化血红蛋白。前三项是在不同时间段测量当时的血糖指数,因为每个患者的血糖变化情况是不一样的,有的是空腹血糖高,有的餐后血糖高,有的晚上血糖高……仅查一项,很容易造成漏诊,所以提醒市民,筛查时不要怕麻烦,应尽量做全检查项目。最后一项糖化血红蛋白测试则通常可以反映患者近三个月内的血糖控制情况，在筛查时建议检查该项指标，因为它也是确诊为糖尿病之后观察治疗进展、调整治疗方案的很好依据。

哪些人要做 72 小时动态血糖监测

除了上述提到的常规筛查项目，还有一项很有意义的检查，那就是 72 小时动态血糖监测。这是一项近年来投入临床应用的监测项目，是了解血糖变化的一种比较好的方法。通过动态监测，有助了解个人的血糖变化特点，便于"量体裁衣"，制订个体化的治疗方案。确诊为糖尿病患者的人群可以进行这项检查。

还有一类特殊人群——妊娠期女性，如果该女性本来就是糖尿病患者，或者发生妊娠糖尿病，又或者妊娠期血糖处于正常高值，则建议做 72 小时动态血糖监测。因为妊娠期糖尿病如不予干预，则容易发生流产、早产、死胎等，羊水过多、巨大儿的发生率也会增加。但是这类患者服用降糖药或胰岛素治疗期间，又容易造成低血糖。反复低血糖可造成胎儿智力低下，甚至无脑儿。所以通过动态血糖监测，了解血糖波动情况，有助于更好地调整治疗方案，优生优育。尤其现在二胎放开后，二胎妊娠妇女的并发症风险增多，糖尿病就属于常见的一类并发症，所以务必要做好早期干预。

预防并发症　关键要平稳控制血糖

2016 年联合国糖尿病日的主题为"着眼糖尿病"，它的含义不仅是要提醒大家重视糖尿病，其中提到的"眼"，即视网膜病变，也是糖尿病最为常见的并发症之一。确诊为糖尿病之后，各类并发症的风险随之增加。糖尿病视网膜病变是由于血糖控制不佳造成的眼底病变，而且这种病变往往是不可逆的，治疗效果并不尽如人意，一旦导致失明，多无法挽回视力。

预防糖尿病并发症，最重要的就是要平稳控制血糖。糖尿病患者应积极、正规治疗，把血糖控制在稳定的范围内；同时要控制血压、血脂、体重，避免肥胖及相关代谢综合征；尽早戒烟，因为吸烟对眼底、下肢血管病变等糖尿病常见并发症是一种危险因素；除了定期监测血糖，每年应做眼底检查，还可以在糖尿病或眼科专科医师的指导下选择一些有助于预防视网膜病变的药物。

血糖控制不佳？仔细找原因

应该说，糖尿病是一种可预防、可治疗的疾病，如能将血糖控制好，可以避免、延缓并发症的发生，糖尿病患者中长寿者也并不少见。

那么，为什么生活中仍然有越来越多的糖尿病患者，并发症的发生也日益多见呢？血糖控制不佳，主要有几个原因：

第一就是不重视。多数人认为没必要进行糖尿病筛查，或者在体检发现异常后也不及时就医，进一步检查。觉得"没症状"、"无所谓"。

第二是没有正规治疗。有些人相信偏方、草药，或者轻信网络谣言，而不相信科学，对医生的建议置之不理。有些人对于需要长期坚持应用的降糖药物、胰岛素注射等不能遵医嘱严格执行，导致血糖波动。

第三，确实有一部分人血糖不容易控制好。这种病情极不稳定、血糖波动范围大且难以控制的糖尿病又被称为"脆性糖尿病"，临床上确实难治，让患者无所适从，也让医生头痛。脆性糖尿病患者通常体型比较瘦，胰岛功能极差，病情极不稳定，即便是在饮食量、运动量和胰岛素剂量几乎恒定不变的情况下，血糖也会出现莫名的显著波动。特别容易发生低血糖、酮症酸中毒甚至昏迷，对胰岛素注射剂量的调节又十分敏感。需要明确的是，血糖指数忽高忽低，其实非常危险，因为发生并发症的风险显著增加，所以这部分患者更加需要充分认识到危险性，努力配合医生把血糖控制好。糖尿病的治疗主要依靠胰岛素强化治疗，可能需要更加密切的随访、复查，最好1～2周随访，及时调整用药方案。家中建议自备血糖仪，进行多点血糖监测。

另外，生活方式也会影响到糖尿病的控制效果。如果在治疗同时，生活方式却不健康，如饮食不注意控制总能量、吸烟、喝酒、缺乏运动……对血糖的控制明显不利。再好的药物也需要配合健康的生活方式才能起到效果。

7 糖尿病是吃出来的吗

叶　林　内分泌代谢科副主任医师
陆颖理　内分泌代谢科主任医师、教授

中国是糖尿病大国，尽管近年来国人的健康意识在加强，但糖尿病患者的发病率快速增长这一趋势并未得到有效遏制。

糖尿病与吃的关系

也许有人会问，为什么现在生活水平好了，反而得糖尿病的患者多了？糖尿病尽管是遗传因素、环境因素及免疫因素等多种因素导致的，但环境因素对2型糖尿病的发生起着举足轻重的作用。现在生活条件是比以前好了，人们吃饭、出行的方式却在悄悄地发生改变，越来越多的人选择了高脂肪、高热量的食品，也有越来越多的人以车代步而懒于运动,再加上吸烟、环境污染及现代生活的快节奏带来的心理压力等问题,都是引发 2 型糖尿病的重要因素。可以说,不科学、不健康的生活方式,是导致糖尿病患者数量急剧上升的主要原因,其中饮食与糖尿病的关系最为密切。如果说"糖尿病完全是吃出来的"显然有些片面,但从某种意义上来说,糖尿病的确与吃得不合理有一定的关系。

超重和肥胖是导致 2 型糖尿病的罪魁祸首。高脂肪、高热量的饮食可以使能量囤积,发生胰岛素抵抗,胰岛素是人体内唯一能够降低血糖的激素,胰岛素抵抗可以简单地理解为胰岛素的质量差了,在发生胰岛素抵抗时,正常剂量的胰岛素无法使血糖降低到正常水平,因此血糖的升高会刺激胰岛 B 细胞"努力"分泌更多的胰岛素,造成高胰岛素血症,长此以往的高负荷,使得胰岛 B 细胞因疲惫而功能下降或衰竭,最终导致糖尿病的发生。

糖尿病治疗"基石"——管住嘴

糖尿病治疗包括"五驾马车",分别是饮食治疗、合理运动、血糖监测、糖尿病自我管理教育和使用降糖药物。而饮食治疗是最重要的第一驾马车,是糖尿病治疗的"基石"。

饮食治疗的原则首先是合理控制总热能,以达到或维持理想体重:

$$标准体重(kg) = 身高(cm) - 105。$$
$$理想体重为标准体重 \pm 10\%。$$

接着要做到均衡饮食,任何一种食物都无法含有所有营养素,只有通过多种食物混合才能达到营养全面,所以糖尿病患者应做到勿挑食、勿偏食,粗粮、细粮搭配,荤菜、素食搭配,选择食物品种的多样化是均衡膳食、获得全面营养的必要条件。还建议糖尿病患者少量多餐,既能保证营养充足,又可减轻胰腺负担,有利于血糖的控制。糖尿病患者每日至少进 3 餐,另外,将正餐的主食匀出 1/4 的量作为加餐,既可以预防低血糖发生,也可保证餐后血糖不会波动太大。

糖尿病患者常见的饮食误区

在临床工作中,发现很多糖尿病患者对饮食治疗还存在种种误区,现将临床中总结出的糖尿病饮食误区分析如下。

误区一:饮食治疗就是饥饿疗法

糖尿病患者应维持标准体重,摄入和各自的标准体重及活动强度相一致的食量,若采用饥饿法就可能使自身的物质被消耗,导致体重下降,引起代谢紊乱。时间过长,会导致营养失衡,这样不但不利于糖尿病的控制,反而会造成血糖波动大而加重病情。

误区二："糖尿病食品"和"无糖食品"可以随便吃

"糖尿病食品"常常是指高膳食纤维食物，如荞麦、燕麦。尽管这些食物消化吸收的时间较长，但最终还是会变成葡萄糖。而"无糖食品"实质上只是未加蔗糖的食品，某些食品是用甜味剂代替蔗糖。所以吃"糖尿病食品"和"无糖食品"的量应与吃普通食品的量相等。

误区三：糖尿病患者可以多吃副食少吃饭

肉、蛋、鱼虽然含糖量不高，但却富含蛋白质和脂肪，在体内可转变成葡萄糖。若碳水化合物不按照 60%～70% 的比例摄入，将可能导致脂肪的过度分解，出现酮症，甚至发生酮症酸中毒。因此，糖尿病患者的主食量一般不宜少于150～200 g；过多的蛋白质摄入会加重肾脏负担，并能引起高尿酸血症。

另外，坚果类（如花生、瓜子、核桃、杏仁等）成为很多糖尿病患者的消遣食品，随时随地拿来品一品。这些坚果类除含丰富的蛋白质外，还富含油脂，30 粒花生米等于一匙油，一个人 1 天吃 3 匙油，其脂肪的摄入量就差不多了。大量花生、瓜子、杏仁的摄入，不仅使热量大为增加，而且可能使血脂紊乱。所以，吃花生、瓜子时要计算量，同时要减少油的摄入。

误区四：糖尿病患者要多吃素菜少吃肉

因为肉类食品摄入减少，势必使机体蛋白质不足，易导致患者抵抗力降低，更易发生感染。缺少肉类食品的食谱，由于没有脂肪的饱腹感，患者极易饥饿，这样不易坚持饮食治疗。

误区五：糖尿病患者不能吃水果

水果甜，很多患者提起水果如"谈虎色变"，自患病后不敢问津。其实水果不仅口感好，还能补充大量维生素、果酸和矿物质，所以糖尿病患者可以吃水果，但是要适量。水果一般建议在两餐之间，并将水果的热量计算在总热量之内。通常建议糖尿病患者选择含糖量较低及升高血糖速度较慢的水果。相对而言，猕猴桃、草莓等含糖量较低，对糖尿病患者较为合适，而香蕉、菠萝、葡萄等含糖量较高，糖尿病患者不宜食用太多。

总之，糖尿病是慢性代谢病，它不是一下子吃出来的，但是与长期的饮食不合理确实有一定的关系，我们的饮食原则应该是在限制总能量的前提下保持营养均衡。糖尿病治疗不仅要纠正不良的生活方式，还要提高患者的生活质量和保持良好的心理状态。在科学饮食与适当运动的基础上，合理地进行药物治疗，这样才能长期有效地控制血糖。而非糖尿病患者也应做到科学饮食和均衡饮食，并注意合理的运动，这样糖尿病才能相对地远离我们。

多年顽固甲亢还能治愈吗

马玉波　核医学科副主任医师

甲状腺功能亢进症简称甲亢,不少患者病情顽固,有些治疗二三十年以上都无法显著缓解。即使如此,仍有办法根治,比如服用同位素"碘-131"。由于该方法缺少科普,人们又担心射线危害,此前不为人所熟知。

甲状腺位于人体颈部前方下段的气管两侧,是人体最大的内分泌器官,出生前就已成熟。它专门分泌甲状腺激素,总管人体所有的营养物质的代谢和平衡,一旦出差错,就会引起各种甲状腺疾病,例如激素分泌过多、功能过于旺盛,就是"甲亢"。

甲亢属于慢性自身免疫性疾病,真正病因尚不清楚。一些因素可能产生缓慢的诱发作用,比如遗传因素、甲状腺自身免疫机制、长期精神焦虑、生活压力大等。从儿童到老年都可发病,20～40岁高发,女性多于男性。甲亢的本质是功能过强,引起新陈代谢活动加速加快。譬如营养消耗加快就表现消瘦和易饥饿多食,神经兴奋加快就表现心悸和手脚颤抖,肠蠕动加快就表现每日多次排便而类似腹泻。其他典型表现还有怕热、多汗、疲乏无力、激动易怒、失眠多梦、皮肤瘙痒、肌肉麻痹、颈部增粗、突眼、水肿脱发、性功能障碍、月经失调等。

甲亢的危害主要有三方面:①病情顽固难愈,易复发;②健康损害,如体质下降、造血障碍、肝功能损伤、继发性心脏病、视力损伤、肌肉消耗萎缩、骨质疏松、突眼、脱发、皮肤色素脱失或加深等;③受病情拖累,被迫饮食忌口(如海鲜)、不能劳累等。

但是,再顽固的甲亢仍可能治愈,服用同位素"碘-131"是经典根治办法之一,在国内外已有60余年应用历史。

碘-131是一种放射性同位素,如同"加碘盐"中的碘Ⅰ(碘-127),能专门被甲状腺吸收。不同的是,它可产生仅1～2毫米远的射线,正好能杀伤增生的甲亢组织而治愈疾病。它不会伤害其他组织,极少副作用,原来伴随甲亢的合并症也会因甲亢痊愈而好转或消失。

当然,如同手术后或长期治疗的终末期,同位素"碘-131"治愈后可能发生永久性甲减(甲状腺功能减退),这往往是甲亢治愈后难以避免的结局。不过,它可以通过终身服药加以纠正而使甲状腺功能保持正常。如同高血压、糖尿病需终身治疗的原理相似,其代价比甲亢长期不能痊愈的危害要小得多。

所以,那些药物治疗多年反复复发的患者、甲状腺明显肿大或副作用大的患者、合并肝脏和造血功能损伤而不适合传统方法治疗者、不愿手术或手术后复发的患者等,比较适合"碘-131"治疗。"碘-131"治疗的最终效果和目的是:甲状腺缩小到正常,恢复正常甲状腺功能,最终摆脱对医院的长期依赖和副作用困扰,缓解或消除各种不良并发症,饮食禁忌解除,恢复工作生活的担当能力,追求常人的锻炼自由、生活方式和质量。

这种治疗比较简便。除极个别病情严重者,绝大多数无须住院,约定门诊治疗,方法是将"碘-131"药物口服送入,无色无味。患者在两周内即可出现好转,通常3个月内能痊愈,75%的患者仅需一次治疗就能成功,治愈后95%以上都不会复发。

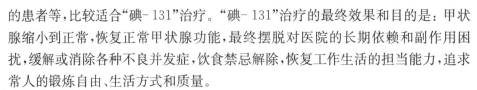

⑨ 我们会呵护自己的肾脏吗

马玉波　核医学科副主任医师

通常我们关心自己的眼睛、心脏、肝胆,甚至呵护我们的指甲、头发、皮肤、容貌,可是谁会关注我们自己的双肾呢? 可能更不知道该如何呵护。要知道肾脏可是我们身体真正的清道夫和保护神,我们必须高度重视它。

肾脏的核心功能有三:

(1) 排泄,清除体内"代谢产物、废物、垃圾"。比如,肌酐、酮体、尿素、尿酸、胆原、胆红素等,维持体内"清洁",以免中毒,保证我们的健康,这点人们最熟知。在各类肾炎肾病、结核、肾血管病、肾及肾盂或输尿管结石积水、泌尿系统肿瘤、中毒、肾衰竭等情况下,这些毒素不能排除或排除减少,淤积在体内,超过限度就会产生尿毒症。

(2) 维持人体内环境稳定,其重要性甚至更高,常被忽略。具体是维持和调节体内水和无机盐代谢与平衡、渗透压平衡、饮水和排尿排汗总量平衡、血容量平衡、酸碱代谢与平衡,保证蛋白质和糖分等营养物质不丢失。这些功能丧失就会产生脱水、水肿、多尿、少尿、尿频急、发热、疲倦乏力、食欲缺乏、腰酸胀痛、头昏、休克、衰竭、酸碱中毒、尿血尿蛋白、高血压、糖尿病等。

(3) 内分泌功能,产生肾素,并通过肝脏和肺激活肾素-血管紧张素系统,维持血压平衡。有些药物治疗效果差的顽固性高血压就是因为肾或肾血管病变造成的,这点最不为人所知。

可见肾脏对健康的支撑多么重要。可是生活中我们如何关心呵护自己的肾脏呢?

呵护肾脏原则有五:

（1）有肾炎肾病早治疗，防范向严重阶段发展，否则可能被迫需要长期应用激素甚至透析治疗，副作用和并发症、身体和精神痛苦、生活质量和寿命危害极大。

（2）注意体检，尤其泌尿系统结石，20～60岁多发，容易发现，别大意，别拖延，否则会加重病情，增加治疗难度，降低治疗效果，留下后遗症。

（3）适当饮水，少熬夜，防止长期过劳，减少烟酒嗜好，特别是吸烟对泌尿系统的伤害隐匿而惊人，甚至是膀胱癌的第一危险因素，对双肾的危害同样不能漠视。

（4）饮食不要过饱，控制食盐和油腻食物特别是高蛋白摄入比例。尽管人们经济条件和生活水平在不断提高，有人甚至把增加肉、蛋、奶的摄入比例看作追求西方高品质生活的象征，它可消除营养不良、增强体质、促进青少年身高发育等，但任何事物都有双面性，物极必反，对东方人未必都恰当，因为它们无形会增加双肾负担。各种慢性肾病、高尿酸症、痛风、结石和过敏的发病率在我国不断上升，越是经济发达的地区（营养越好）发病率越高，其他如高血压、高血脂、糖尿病、冠心病、脑梗死、脑出血、大肠癌、乳腺癌、前列腺癌、甲状腺癌、淋巴瘤……这些"西方富贵病"更不必说，很难撇清与营养过剩的关系。当尿液越是浑浊、黏稠、多泡沫、恶臭时，就越提示可能营养过剩了。

（5）摒弃露脐露腰装和"美丽冻人"理念，注意下身保暖，防范腰背着凉受潮。

如果怀疑肾脏疾病，不免需要医学检查，大家比较熟悉的是B超、肾盂造影、CT、磁共振成像等。其实还有一种方式叫"肾动态显像"，它是利用微量同位素示踪原理进行的无创检查。这种检查有突出的优点：①动态显示肾脏功能。能在20分钟内显示从饮水到尿液形成的过程，能显示和给出双肾功能图像、参数和曲线，清晰判断肾功能是否正常或受损程度。②能准确测定出肾小球滤过率（GFR）和肾有效血浆流量（ERPF）这两项医生最看重的定量评价指标。③能了解分肾或单肾功能，避免漏诊。许多时候肾病患者一侧单肾先发病，如结石或积水，尤其是在病变早中期，受损的肾功能往往由对侧健康肾全部额外分担（正常肾脏都有这样的储备和代偿功能），因此验血查肾功能指标可能会全部正常，从而掩盖病情，耽误早期诊断和治疗。④通过复查可判断治疗效果或用于病情随访，为下一步诊疗指导方向或决策。⑤是判断和鉴别肾性高血压的唯一无创性方法。⑥还可以明确诊断尿毒症长期透析治疗导致的并发症，如甲状旁腺增生和腺瘤导致的甲状旁腺功能亢进症、高钙血症导致的骨外组织钙化等。

让我们关注并呵护自己的双肾吧，它会给我们更多健康回报！

⑩ 情绪也会中暑吗

蔡文玮　老年病科主任医师

夏日炎炎，骄阳似火，人们常常会发生中暑：轻者表现为头晕、恶心、乏力，重者会昏迷不醒。如不及时抢救，则危及生命。因此，人们对盛夏时节的中暑十分重视，然而，你知道吗，除了"生理中暑"外，情绪也会中暑哦！

"情绪中暑"又称"夏季情感障碍综合征"，在正常人群中约有16％的人在夏季会发生"情绪中暑"，常发生在气温高于35℃，日照多于12小时，相对湿度大于80％时。主要表现为：心烦意乱、疲劳困乏、无精打采、思维紊乱、食欲缺乏、记忆力下降、心悸胸闷、焦虑不安和急躁易怒等。

"情绪中暑"对身心健康的危害很大，常导致工作效率降低，生活质量下降。对老年体弱者来说，由于"发火"和情感障碍会造成心肌缺血、心律失常和血压升高，甚至会引发猝死。因此，夏季要谨防"情绪中暑"。

持续闷热天气是"情绪中暑"高发的诱因，高温天气直接影响了人体下丘脑的情绪调节中枢。同时因天气炎热人们食欲缺乏，加之出汗增多，人体电解质代谢出现障碍，就会影响大脑神经活动，使人出现烦躁不安、动辄发火的症状，即使人们本身所处环境并不热，也因外界强光线产生烦躁情绪。此外，夏季昼长夜短，蚊虫干扰，气候炎热，影响安睡，使睡眠质量下降，容易引发疲劳，也是诱发"情绪中暑"的重要原因。

那么，如何避免"情绪中暑"呢？

最重要的一点是做好自我心理调节。所谓的"心静自然凉"就是这个道理，克服性格弱点，保持淡泊宁静的心境，学会转移不顺心之事，做到既"修身"又"养生"。其次，清淡饮食，多食用一些养心、滋阴、生津的食物，如莲心、绿豆、菊花、金银花露等。再次，创造清凉居室，趁早晚室外气温较低时开窗通风换气，中午室外气温高时应紧闭门窗，拉上窗帘，必要时使用风扇、空调等降温设施制造阴凉环境，可使人心静神安。最后，适当的运动锻炼，提高自身对高温的耐热能力，也是避免"情绪中暑"的重要环节。

⑪ 重视老年人家庭护理

张　强　老年病科住院医师

众所周知，老年人多患有各种慢性病，并且这些慢性病多数不可能痊愈，一般只有在急性发作期进行短期住院治疗,而处于疾病相对稳定时期的老人主要需要在家中进一步疗养。当今社会已步入老龄化社会,越来越多的老年人需要家庭护理。因而老年人的家庭护理也日益受到重视。

家庭护理要注意保持清洁卫生,每天要定时打扫、整理,使环境整洁舒适。最好采取湿式打扫,用抹布揩拭,拖把拖地板,以免灰尘飞扬。要定时打开窗户,保持室内空气流通,冬令也应每日通风 3 次,每次 10～15 分钟。老人房间内要严禁有人吸烟,最好不要毗连厨房,如邻近厨房最好能设法隔离,并安装脱油排气机,以免厨房空气污染影响房间。对心、肺疾病患者,有条件最好在病室内安置一架阴离子(负离子)发生器,可使室内空气清新,振奋精神,有利于病体康复。

对于因为中风偏瘫,髋关节或其他下肢长骨骨折等,需长期卧床休养的老年人,由于长时期卧床可引起众多并发症。例如,活动减少可引起肌肉萎缩、骨骼废用性脱钙、尿钙排出增加发生尿路结石、肠蠕动减弱、胃肠胀气、食欲缺乏便秘;因为长期卧床,姿势相对固定,可导致皮肤受压影响皮肤血液循环、营养供应,在骨骼隆起受压部位发生压疮,易继发感染且不易治愈;卧位时排尿不习惯,再加上膀胱肌无力,易发生尿潴留,继发尿路感染(男性老人有前列腺肥大者尤为多见);长期卧床还易形成下肢静脉血栓。所以一般慢性患者不宜长期卧床休息,在病情好转后应尽量下床活动,这对促进食欲、减轻胃肠胀气、防治便秘,加快病体康复都有益。对于年老体弱、瘫痪、下肢骨折石膏固定,无法下床活动者,应由家属帮助他们在床上进行四肢活动,并进行肢体按摩,可以预防肌肉萎缩,骨骼废用性脱钙及下肢深部静脉血栓形成。对瘫痪及不能自行翻身者,应每 2 小时给翻动一次体位,并用湿热毛巾擦洗皮肤,用手掌自上而下、自外而内作轻轻拍击患者背部,这可以减少肺部感染与压疮发生。对于骨骼隆起受压部位皮肤要重点保护,应经常保持干燥,并使用气垫或棉制垫圈。要注意口腔护理,经常漱口清洁口腔。要定时清洗外阴部,特别是有大小便失禁者,要经常用温水擦洗,保持干燥,有利于减少尿路感染。

除此以外,老年患者的护理除了生活护理外,还要注意心理护理与合理调制饮食。由于长期慢性疾病,迁延难愈,给家庭成员带来不少麻烦,老年慢性患者容易出现焦虑、内疚、自责的心理,甚至消极悲观,自暴自弃,可出现绝望厌世心理。有时表现为抑郁少言,有时表现为暴躁,遇到一些琐碎小事就大发雷霆。对于这种心理变化,家属应给予谅解,要热情关心,耐心引导,帮助患者树立战胜顽疾的信心。对于患者的粗暴无礼,要给予深切的理解,切勿感情用事与患者争吵,伤害患者的自尊心,要以深切的理解与真诚的善心去感化患者。要与患者促膝谈心,用帮助他们正视现实、鼓励他们斗争的生动事例去开导启发患者,增强患者的心理承受能力,充分调动患者的积极性,主动配合治疗。丰富患者的生活内容,对于慢性患者在病情允许情况下应适当安排文娱生活、体育活动。有趣味的活动有助于克服消除不良情绪的滋长,驱散患者心头的忧郁与烦闷。

老人们在出院后仍需经常服用各种药物,定期检查随访。有些患者生活自理能力减弱,需要有人给予照顾护理。这大量工作都需要亲属或陪伴人员进行,有时还需要有医师的指导。所以必要时可以建立家庭病房,进一步把家庭护理和社区护理结合起来。由医师定期上门服务,送医送药,进行体格检查,可避免老年患者往返医院之不便。家庭病房建立有完整的病史档案资料,医师对病情较熟悉,优于一般门诊。家庭病房吃、住都在家中,比较自由,饮食可尽量照顾患者平时嗜好,休息不受他人干扰,也优于一般住院治疗。

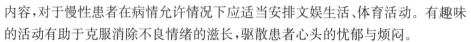

12 学会自我测量血压

陈　谊　老年病科主治医师

对于高血压病患者来说,平时血压的水平和波动情况,只有通过日常监测才能了解。而且日常血压水平对于调整治疗用药,以及估计高血压对心脏和脑血管的影响,都比在医院门诊随机测定结果更有价值。

但是在日常生活中,有许多高血压患者对于自我监测血压会存在一些误解。比如有一些人认为,家用的数字电子血压计不准确,每次测定的结果都不一样,只有医院测定的血压才可靠,这些看法实际上是错误的。因为日常状态下,人体的血压时刻在一定范围内波动,每次测量结果都可能会不一致。实际上,其中就有一些患者日常血压基本正常,但是一到医院测定血压则明显增高,这就是所谓的"白大衣高血压",这样情况一般与患者精神紧张等因素有关。如果依据这样的血压测定结果来指导治疗,当然就不一定合理了。因而医院看病时随机测定的血压,并不能很好地反映患者的日常血压。

此外,日常工作中,常常有患者向我咨询在日常生活中要怎样监测血压的问题,由此可见,很多患者并不清楚如何自我监测血压。那么要怎样正确地进行自我监测血压呢?

首先,关于测量血压的时间。一般来讲,血压变化在一天里有5个关键的时间点。第1个时间点是清晨刚刚醒来但未起床前,这个时间点可以反映一天血压的峰值;第2个时间点是上午10：00左右,这个时间点可以反映服药后的血压变化;第3个时间点是下午2：00～3：00,这个时间点可以反映血压的反跳,因为很多高血压病患者服用药物后,上午血压控制还可以,但到了下午血压就开始升高,而血压升高的时间多在下午2：00～3：00;第4个时间点是晚饭前后,具体时间就是下午 6：00 左右，这个时间点可以反映服用降压药后血压的控制情况；第 5 个时间点是睡觉前，具体时间是晚上 10：00~11：00，这个时间点可以大致反映血压在夜间的变化。

其次，关于测量血压的次数。前面提到了一天中测量血压的关键时间点，并不是要求每一位患者都严格按照上面的时间点来测量血压，因为不是每个人都有那么多的时间来测量血压。对很多上班族而言，按以上时间点测量血压更不可能。所以，每天测血压的次数可以因人而异，一般来说，每天按照上面的时间点测量 2 次左右就可以了。在服用降压药的初期，可以增加测量的次数，以了解药物的疗效。等到服药一段时间，血压控制稳定了，就可以减少血压测量的次数。如果实在是没有时间测量血压，也可以考虑到医院进行 24 小时动态血压测定，这样可以更准确、客观地评估血压波动情况。

所以，建议所有高血压患者要学会血压的自我监测。坚持每日测血压，根据自身的情况选择测量的时间和次数，并将日常测量的血压做好记录。这样就可以发现自己血压波动的规律，从而能更好地控制血压，减少因为血压骤升所致的心脑血管事件的发生，减少并发症，提高生活质量。

⑬ 老年糖尿病患者发生低血糖危害大

陈　谊　老年病科主治医师

李奶奶今年 80 岁了，她患有糖尿病十几年，近来她总是眼前发黑、头晕、出冷汗、心慌等。医生告诉她这是轻微低血糖症状的表现，虽然这看似不怎么严重，可是如果反复出现这种现象，病情就会越来越严重，尤其是对于老年患者，低血糖的危害更甚于高血糖。

那么老年糖尿病低血糖到底有哪些可怕之处呢？首先，低血糖时体内的肾上腺素、糖皮质激素等升糖激素增加，导致反应性高血糖，造成血糖波动，病情加重。其次，长期反复严重的低血糖发作可导致中枢神经系统不可逆的损害，引起患者性格变异、精神失常、痴呆等。再次，低血糖还会刺激心血管系统，促发心律失常、心肌梗死、脑卒中等。最后，老年人低血糖症是内科常见的急危重症之一，严重者抢救不及时常引起死亡。低血糖持续时间过长，即使生命得救也可能造成脑组织不可逆损害。

经常会有家属问：为什么老年糖尿病患者容易出现低血糖症？这与老年人自身保健能力差、依从性差及社会心理因素有关。有抽样调查发现，老年糖尿病患者真正坚持治疗、做好自我保健、使血糖水平达到要求者不足 25%。老年人由于脏器功能衰退,对药物的敏感性改变,药物使用不当也容易发生低血糖反应。

老年糖尿病患者应当定期监测血糖,并根据进食情况,及时调整降糖药物;随身携带一些糖块或饼干,当自觉有低血糖反应时,可先进食这些食物以改善症状。但需要提醒的是,对于胰岛素过量或口服磺脲类药物并合用阿卡波糖(拜糖平)所致低血糖时,进食淀粉或蔗糖并不能及时有效地纠正低血糖,必须推注高浓度葡萄糖,以免耽搁抢救时机。如夜间血糖偏低的患者也可以在睡前进食少量牛奶饼干或水果以预防夜间低血糖发生。在抢救出现昏迷的严重低血糖症患者时,应快速补充高浓度葡萄糖,迅速纠正血中的低血糖。一般静脉注射50%或25%葡萄糖液20~40 ml,视病情可反复使用,直到患者神志转清、出汗停止、心率变慢为止。在抢救低血糖的同时,也要重视预防低血糖所致的继发性损害,特别是对脑组织的损伤。

14 老年人是否需要经常补钙

陈　谊　老年病科主治医师

骨质疏松症是一个越来越引起人们重视的健康问题,其发生率已跃居常见病、多发病的第7位,这种病在初期几乎没有症状,往往等到发生骨折时,才被发现患了严重骨质疏松。与骨质疏松相关的骨折在老年人中发病率高达30%以上。

一般来说,钙的缺乏是骨质疏松被公认的因素。但成人通常36岁以后钙质就会慢慢流失了,而老年人即使有吃含钙的食物,但因其肠道吸收能力下降而不能吸收足够量的钙,所以老年人一定要适当补充额外的钙剂才能满足人体对钙营养的需要。

目前有许多老人因为害怕骨质疏松而盲目补钙。但是摄入的钙,在达到最大满足骨基质形成的速率及其矿化过程时,则为最大钙潴留量,再增加钙的摄入也不会再增加钙的潴留,并且对骨骼无益,只会导致对钙的吸收率降低和钙的排泄增加。因此,钙作为一种微量元素,身体需要但不宜多补。摄入的钙太多,首先加重消化道的负担,出现胃痛、便秘等病症。身体中过多的钙代谢不掉,沉积到血管,会出现动脉粥样硬化;血液中钙含量过高,会出现高钙血症。肾脏是人体的主要代谢器官,多余的钙在肾脏内沉积,就会出现肾结石。

中国营养学会推荐老年人群每日钙适宜摄入量为800~1 000毫克。由于中国人均每日摄入的钙量仅为389毫克,因此,每天还需额外补充钙400~600毫克。

那么如何正确地补钙呢？老年科专家指出：补钙既可来自食物，也可来自服用的钙片，但食物是身体每日所需钙质的最好来源，只有食物提供的钙达不到推荐量时，才应选择其他方法补钙。此外，补钙还需要注意维生素 D 的摄入，它对于保护骨骼和帮助身体吸收钙质具有重要作用，与是否应当补钙一样，服不服用维生素 D 片，应当由阳光转化和食物摄入的维生素 D 是否足以满足身体需要决定。

15 带状疱疹后疼痛应对有法

李启芳 疼痛门诊副主任医师

带状疱疹俗称"缠腰龙"，即水疱在腰间长满一圈，是由带状疱疹病毒感染人体后引起的。带状疱疹病毒感染人体后，通常"潜伏"在皮肤感觉神经末梢结内，似乎与人体达成"和平共处"的良好态势。然而，当人由于劳累、感冒等导致机体防御系统功能降低时，潜伏的病毒就开始活跃起来，侵犯神经使其发炎坏死，产生针刺样、刀割样疼痛，有时甚至轻轻触摸就会诱发剧烈疼痛。因此，发生带状疱疹的患者遭受的最大痛苦就是疼痛。

带状疱疹的发病特征

由于带状疱疹病毒是沿着神经纤维传播的，有亲神经的特性，因此发病总是沿神经走向，身体各个部位都有可能发病，而最多见的是头面部、胸、腰、四肢。发病时，患者往往先有低热、食欲缺乏等症状，发病部位有疼痛或瘙痒的感觉，以神经疼痛最为突出，且大多数患者在疼痛出现后的 1～4 天会出现红斑或水疱。红斑或水疱常发生在身体的一侧，沿着某一神经分布排列，分批发生，一般不超过人体中线，数量有多有少，大多是透明的成簇水疱。正因为这些奇特的特征，许多老年患者在发病时，以为是"脏病"而不敢告诉家人，等到实在无法忍受疼痛的时候才到医院就诊，错过了最佳治疗时期。

如何应对疱疹疼痛

治疗本病常采用止痛消炎、保护局部、防止继发感染等综合治疗措施。注意休息，多喝水，少吃辛辣刺激的食物。

消炎止痛：可采用阿司匹林、吲哚美辛（消炎痛）、维生素 B_1 及维生素 B_6 和利巴韦林（病毒唑）等口服，也可用中药排毒和提高人体抵抗力的阿糖腺苷、丙种球蛋白、干扰素或 0.2% 利多卡因局部封闭来治疗带状疱疹，继发感染者可口服或静脉注射抗菌药。

局部用药：1％达克罗宁霜、烧伤油、辣椒碱软膏等均有消炎、止痛的效果。

老年人一旦发现身体某个部位疼痛，尤其是伴有局部皮肤出现皮疹的时候，一定要想到患带状疱疹的可能，立即到正规医院就诊，在医生指导下积极治疗。有时有些患者因没及时治疗或治疗不彻底，疼痛会延续一段时间，也不要着急，积极配合神经营养药物治疗，采取激光、针灸、理疗、生物共振等物理办法来缓解疼痛，多数患者在发病后的半年到一年，疼痛会消失或明显减轻。

 ## 16 你了解偏头痛吗

李启芳　疼痛门诊副主任医师

偏头痛是一种发病率高、累及人群广泛的常见病、多发病，女性患者比男性患者常见，统计发现，偏头痛在 15～35 岁人群中高发。我们在疼痛门诊中发现，大部分慢性偏头痛患者病史常常 5～8 年，甚至部分患者头痛达到 10～20 年，严重影响患者的生活质量。偏头痛与遗传关系密切，如果父母双方都患有偏头痛，那么子女患病率为 75％，如果父母一方患有偏头痛，则子女患病率约 30％。很多患者以为头痛来自父母，上辈人头痛一辈子，自己也是这样，没有积极治疗，长期忍耐慢性疼痛的折磨。其实，遗传的头痛是指这种偏头痛是由于相同的病因导致的，常常可以获得非常好的治疗效果，在我们疼痛门诊，大概有 20％的遗传性头痛患者，采用我们的治疗方法均得到显著缓解，1～2 年内均无发作。

现代社会由于生活节奏加快，特别是在精神文明高度发达的城市，文化程度比较高的人，身体和心理的因素叠加导致偏头痛高发，这与人们所承受的精神压力、工作紧张程度有很大的关系，大部分偏头痛其实与工作时的姿势，常用电脑、手机，空调温度太低，以及部分女性患者爱美之心太重，头颈部不注意保暖有很大关系。

如何识别偏头痛

很多人认为偏头痛就是偏于一侧的头痛，其实不一定，很多整个头痛的患者也属于偏头痛。偏头痛有以下几个特征，患者如果有其中的两个或以上特征常常提示你是偏头痛患者：①头痛发作可持续 4～72 小时；头痛部位 60％以上为一侧性，但并非每次都是一侧。②疼痛程度为中～重度；疼痛性质为搏动样，也可以为炸裂样等剧烈疼痛。③伴随症状：恶心、呕吐、畏光、畏声、畏嗅、畏活动；可通过休息使症状得到缓解。

偏头痛的危险性

偏头痛患者不仅生活质量大大减低,生活工作不能正常进行。而且头痛得不到有效控制常常容易合并其他疾病。医学研究证明:偏头痛患者比普通人更容易出现脑卒中,而且在年轻且没有高血压的人群中最突出;偏头痛患者容易有大脑结构性改变;偏头痛患者还容易发生心脏病、抑郁焦虑等其他疾病。睡眠紊乱、质量差的睡眠等都可能引起偏头痛。同时,上述疾病的发展也会导致偏头痛的加重,导致恶性循环,因此,有效地治疗偏头痛非常重要。

疼痛科治疗偏头痛的特色

因为目前还不知道引起偏头痛的所有原因,也不可能找到一种可以避免偏头痛的万全之策。对于常年的偏头痛,疼痛科在治疗方面有明显特色:①根据患者的具体生活状况和工作特点,指出导致偏头痛最可能的原因,提出相应的生活习惯改善措施;②统计表明,70%左右的偏头痛患者与头颈肩部肌肉受风、受寒导致的肌肉筋膜炎症有密切关系,可根据患者的具体情况,采用局部注射、针刺或者松解的治疗方法,一般2~4次,常常可以获得长期有效的缓解;③对于部分顽固性偏头痛患者,根据患者的全身状况及与睡眠、饮食等关系及体内的寒湿情况,采用中药或者中西结合的治疗方法,绝大部分患者均可明显改善;④疼痛科对于少部分顽固患者可采用神经阻滞或微创治疗。

17 从饮食着手　预防消化性溃疡发生

刘海林　消化内科主任医师

消化性溃疡是一种多发病、常见病,又是一类容易反复发作的慢性疾病,约10%的人一生中曾患过消化性溃疡,其中老年人易患胃溃疡,而年轻人更多的是十二指肠溃疡。

以下3个典型病例,分别代表了不同的3类消化性溃疡病患者人群。

病例1　张老今年76岁,长期以来一直觉得上腹部隐痛,儿女们都劝他早点去医院查清楚到底是什么病,但张老脾气很倔,就是不愿意去检查,他甚至说:"病都是查出来的,不查不要紧,一查就是大病。"因此,即便不舒服,他也一直拖着没去看。然而,近日张老在如厕后,突然发现自己大便呈黑色,同时感到身体乏力。老伴见他站也站不住了,一下子吓傻了,急忙打电话给三个儿女,小辈们得知父亲状况不好,立即打了"120"急救,送他去医院。医生根据病史和症状、体征,初步判断张老是消化道出血,立即做了急诊胃镜检查,胃镜下可清楚地看到胃窦部处有多个溃疡,引起消化道出血的罪魁祸首正是这些溃疡。

专家点评

在60～80岁的老年人中,有相当一部分人即便身体有了不适也不及时去医院诊治,往往一拖再拖,等发生严重并发症后才被送进医院,延误治疗常是导致他们疾病恶化的重要原因之一。在消化性溃疡病中,就有不少老人是因消化道出血才被送进医院诊治的。

病例 2 小杨是一名出租车司机,由于每天早出晚归,吃饭也没有个点,早上起来也没有食欲吃饭,就把早餐给免了,直接吃午餐。近两周总觉得胃部不舒服,除了发胀还痛得厉害,去医院做了胃镜检查,被诊断患有十二指肠溃疡。医生嘱其除了药物治疗之外,一定要保证按时饮食。

专家点评

出租车司机作为一个特殊工种人群,经常面临着饮食无规律、有一顿没一顿的状况,这对胃肠道来说,是非常糟糕的一件事,在黏膜防御和修复机制削弱的情况下,胃酸可引起胃和十二指肠黏膜损伤甚至溃疡。

病例 3 天气逐渐热了起来,大排档夜市也开始热闹了。很多人觉得夏天最惬意的事,莫过于晚上吃烧烤喝啤酒可乐。然而 22 岁的小金,正是因此不得不住进医院。原来上周小金连续几晚和朋友下了班去吃饭,顿顿都是烧烤＋啤酒可乐,不料周五晚还没等聚餐结束,小金突然呕血,这可把一班朋友吓坏了,赶紧把他送进医院,最后经诊断明确为胃溃疡出血。

专家点评

饮食不节制,加上嗜好不良饮食,是消化性溃疡发病的重要原因之一。这部分患者主要在年轻人中多见。

消化性溃疡的三大病因

看了这些病例,您是否特别想了解引起消化性溃疡的病因到底有哪些? 在我们的生活中是否也存在一些我们极易忽视的消化性溃疡病的诱因?

以下三大病因是目前消化性溃疡发作的主要原因。

(1) 幽门螺旋杆菌感染。

近年来的实验与临床研究表明,幽门螺旋杆菌是引起消化性溃疡的主要病因,尤其与十二指肠溃疡密切相关。

我国幽门螺旋杆菌的感染率较高,这和我们的饮食习惯有一定联系。中国人好"吃桌头",吃饭不分碟,一个菜放一个盘,你一筷我一筷地夹菜吃,而且也不用公筷。这样吃饭的形式虽然氛围很亲切,但同时也易引起交叉感染。所以幽门螺旋杆菌的感染率在我国各地都普遍较高。这也是为消化性溃疡埋下了隐患。

(2) 长期服用非类固醇消炎药(NSAIDs)。

非类固醇消炎药是一类具有解热、镇痛、抗炎、抗风湿、抗血小板作用的药物。一些慢性病,如风湿性疾病、心脑血管疾病,都需要长期服用这些药物。然而此类药物对胃肠道有不良反应,主要表现为上腹部不适、消化不良、反酸、烧心、恶心、呕吐,甚至消化道出血、穿孔等急症,有时在毫无先兆的情况下发生不可控制的大出血乃至危及生命。临床发现不少人其实并没有长期服用非甾类固醇消炎药的指征,而是听人说可以预防脑梗死、心肌梗死,便自行服药,最具代表的就是服用阿司匹林,长期服用这类药物已经成为消化性溃疡发病的第二大病因,值得引起关注。

(3) 生活习惯不良。

首先是饮食习惯不良。饮食不节制、饮食无规律、好吃辛辣刺激、喜煎炸烧烤、爱碳酸饮料、嗜酒,这些都易引发消化性溃疡。

特别需要提醒的是,不少人认为晚上睡觉前喝杯牛奶会对睡眠有益,而且护胃。事实上,睡前喝牛奶对消化性溃疡而言是极为不好的习惯。牛奶并不会在胃里形成想象中的保护膜,反而会促进胃酸分泌,引起疼痛。睡前,从时间上来说已经离晚餐 4～5 个小时,这时胃里已经基本排空,属于空腹状态,所以不适宜在这个时间喝牛奶。牛奶最好在有主食的情况下饮用。

第二,吸烟。有数据统计,吸烟人群比不吸烟人群更易患上消化性溃疡,并且吸烟会导致溃疡愈合速度减慢。

第三,学习、工作强度大,心理压力大,也可诱发消化性溃疡。

如果在上述三大病因中,您有那么几条符合的,就要当心消化性溃疡病。

消化性溃疡疼痛有哪些特点

为了能及早发现消化性溃疡和及时治疗,有一些症状平时要留心,一旦有症状,应及时就医。

消化性溃疡病的常见表现包括中上腹疼痛、烧心、反酸、嗳气、恶心、呕吐等,食欲多保持正常,但偶可因食后疼痛发作而惧食,以致体重减轻,全身症状可有失眠等神经官能症的表现。

消化性溃疡病的疼痛有以下特点。

（1）慢性过程。

由于溃疡容易复发,故常有上腹疼痛长期反复发作的特点,病史平均6～7年,有的可长达一二十年,甚至更长。

（2）周期性发作。

上腹疼痛呈反复周期性发作,是溃疡的特征之一。尤其是以十二指肠溃疡更为突出,中上腹疼痛发作可持续几天、几周或更长时间,继以较长时间的缓解,全年都可发作,但以冬春、秋冬季节交替时发作者多见。

（3）疼痛的节律性。

十二指肠溃疡的疼痛常发生在空腹时即餐后2～4小时,即饥饿痛,进食或服抑酸药物后缓解,一部分十二指肠溃疡患者,由于夜间的胃酸分泌较高,尤其是在睡前曾进餐,可发生半夜间疼痛。胃溃疡疼痛常在餐后1小时内发生,经1～2小时后逐渐缓解。

（4）疼痛部位。

十二指肠溃疡的疼痛多出现于中上腹部,或在脐上方,或在脐上方偏右处;胃溃疡疼痛的位置也多在中上腹,但稍偏高处,或在剑突下和剑突下偏左处,疼痛范围约数厘米直径大小,因为空腔内脏的疼痛在体表上的定位一般不十分确切,所以,疼痛的部位也不一定能准确反映溃疡所在解剖位置。

（5）疼痛性质。

多为钝痛、灼痛或饥饿样痛,一般较轻而能耐受,持续性剧痛提示溃疡穿透或穿孔。

溃疡不愈引起的并发症

消化道出血是本病最常见并发症,其发生率占本病患者的20%～25%,也是上消化道出血的最常见原因,有10%～15%的患者可以大量出血为消化性溃疡的首发症状,尤其以老年人多见,有部分老年患者则症状不典型,可能在发病前没有疼痛等明显症状,这和老年人机体反应迟钝有一定关系;又或者部分老年人长期服用非甾体抗炎药,这类药物本身有镇痛作用,也可导致症状不明显。所以有部分患者会在发生消化道出血后才知道自己有消化性溃疡。溃疡出血常表现为黑便或者呕血;十二指肠溃疡以黑便为主,胃溃疡可呕血、黑便同时发生。

消化性溃疡引起的另一类并发症为穿孔。急性穿孔时,由于十二指肠或胃内容物流入腹腔,可表现为突然出现剧烈腹痛。

再次提醒读者,如果感到上腹部不舒服,就要及时就医,让专业的医师来帮您明确病因,从而避免延误治疗,发生并发症。

消化性溃疡的诊治

从诊断来说,胃-十二指肠是空腔脏器,胃镜检查是确诊的主要手段。并需要活检,进行病理诊断。现在很多人都知道"呼气试验",但此法只能作为检测幽门螺旋杆菌的方法,对有无消化性溃疡无诊断价值。应该说,胃镜检查是诊断上消化道疾病中最重要的方法,在整个检查过程中它本身对人体只会带来一点不舒服,并不会造成伤害,大家不需惧怕而抗拒检查,明确诊断是非常必要的。

另外,胃溃疡有一定的癌变率,因此建议具有以下危险因素的人每年做次胃镜检查:①中年以上;②有消化道肿瘤家族史的人,尤其是直系亲属;③肠化生、萎缩性胃炎;④胃溃疡的患者。

从治疗上来说,可在明确病因的基础上做针对性处理。

有幽门螺旋杆菌感染的溃疡患者要进行根除治疗,需联合应用具有杀菌作用的药物规范治疗。根除指药物治疗结束后至少4周复查为阴性。药物治疗结束时幽门螺旋杆菌消失只能称为清除。临床上要求达到幽门螺旋杆菌根除,消化性溃疡的复发率可大大降低。

因长期服用非甾体抗炎药引起的消化性溃疡病,首先应停止使用这类药物。如果不能停药的,则需加用抑酸类药物。质子泵抑制剂是目前最常用的抑酸类药物。

胃黏膜有损伤的,可以加用胃黏膜保护作用的药物。胃黏膜保护作用的减弱是溃疡形成的重要因素,加强胃黏膜保护作用、促进黏膜的修复是治疗消化性溃疡的重要环节。

除了药物之外,饮食治疗也非常重要。消化性溃疡患者的饮食最好做到以下几点:

① 细嚼慢咽,避免急食,咀嚼可增加唾液分泌,后者能稀释和中和胃酸,并可能具有提高黏膜屏障的作用。

② 有规律地定时进食,以维持正常消化活动的节律。

③ 饮食宜注意营养,但无须规定特殊食谱。

④ 餐间避免零食,睡前不宜进食。

⑤ 在急性活动期,应戒烟酒,并避免咖啡、浓茶和辛辣刺激性食物或可乐一类的饮料,以及损伤胃黏膜的药物。

⑥ 饮食不过饱,以防止胃窦部的过度扩张而增加促胃液素的分泌。

最后提醒大家,民间常说"胃病三分靠治,七分靠养"还是很有道理的。从消化性溃疡的病因就可看出,有一些就是我们日常生活中忽略的细节,如果能更注重从生活细节出发养胃,就有可能避免消化性溃疡病的发作,或者减少发作频率。因此,胃好不好,也源自于您对它的态度。

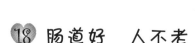

肠道好　人不老

钟雪晴　消化内科住院医师

刘海林　消化内科主任医师

你是否经常被便秘、腹泻、腹痛、痔疮等问题困扰？是否体味加重，并出现难闻口气？是否感到免疫力下降，频频感冒？早上起床后是否觉得身体沉甸甸的、什么都不想做；或者气色不佳，皮肤缺乏光泽和弹性，看上去很憔悴？其实，这很可能是你的肠道在抗议：你的"肠道年龄"已经提前老化了！

肠道还有年龄？没错，最近，医学专家提出人除了心理年龄、生理年龄外，还有"第三年龄"——肠道年龄。也许你会有一系列的疑问：什么是肠道年龄？如何测定肠道年龄？怎样保持肠道年轻……下面，我们就来一一探个究竟。

何谓"肠道年龄"

所谓"肠道年龄"，主要是指肠道内各种细菌的平衡程度，并以此来预测肠道的老化状态以及现代生活疾病的发病概率，从而评估人的健康状况。其判断标准，就是有益细菌的比例。有益细菌比例越高，肠道年龄就越年轻；反之，肠道年龄越老。

在胎儿时期，肠道是无菌的。婴儿时期，以双歧杆菌为主的有益菌比例高达98%，青少年时期保持在40%左右，到中年时期则下降至大约10%。老年期有益菌进一步减少，而有害菌的数量增多，产生的毒素可加速肠道老化，导致长期便秘、大便异味和肠胀气。

肠道年龄与寿命有关

研究发现，长寿老人肠道中的双歧杆菌是普通老人的100倍，而普通健康老人又是患病老人的50倍。因此，生物和医学专家认为，肠道的年龄与人体的健康状态密切相关，拥有相对年轻的肠道可大大延缓衰老。

事实上，现代年轻人肠道老化的不在少数，其中女性尤甚。有些女性生理年龄只有二十多岁，但其"肠道年龄"说有六十岁也不过分。追根究底，偏食、过度节食、不科学减肥、酗酒、抽烟、熬夜等不良生活方式难辞其咎。此外，应酬过多、精神压力大、情绪抑郁等，都会导致肠道菌群失调，使肠道老化。

肠道老化有哪些危害

或许你觉得，肠道老化就老化，我该吃吃，该喝喝，没什么大不了的影响，其实,这是错误的。中医认为"胃主受纳,主腐熟水谷;小肠主受盛化物,主泌别清浊,主液;大肠主传化糟粕,主津",对胃肠道的生理功能做了生动的概括。胃肠道不仅是消化食物、吸收营养的场所,还有排泄废物的功能。此外,肠道有自主的神经系统,能分泌多种胃肠激素,其中一些胃肠激素还同时存在于脑组织中,即脑-肠肽,这些激素对人体的生理功能和心理状态都有着广泛影响。

肠道功能障碍直接影响食物的消化和吸收,可导致营养不良。蛋白质、糖和脂类摄入不足,可引起消瘦、疲乏无力、头晕、精力不集中等;维生素 D 缺乏可引起钙磷代谢紊乱、骨质疏松,甚至还可影响性激素的合成,出现性欲低下、面部色素沉着、黄褐斑、皮肤变黑、干燥等;维生素 B_1 缺乏则可引起记忆能力下降;B 族维生素和维生素 C 缺乏,以及一些重要的矿物元素如钙、铜、铁、镁和钾等的缺乏,可引起精神消沉、情绪低落。

肠蠕动减弱,使粪便在大肠的停留时间延长,粪质变硬,可导致排便困难、便秘,引起痔疮、肛裂或使其加重。肠道老化,代谢产生的废物和有毒物质不能及时排出,重新吸收入血,可引起多个脏器损害,如肝功能损伤、免疫功能降低、容易发生感染等。还可影响心脑血管系统,对高血压、心脏病产生不利影响,引起头痛等。对患有高血压、冠心病、脑动脉粥样硬化的患者,用力排便还可能诱发脑血管意外、心脏病发作。便秘、毒素的长期积累,是大肠癌的危险因素。对女性来说,还可能增加患乳腺癌的风险。有报道显示,每周大便少于 2 次者,4 人中即有 1 人乳房细胞发育异常。最近有研究发现,小鼠肠道菌群的改变可以影响神经递质的释放,并且与精神紧张有关。

影响肠道年龄的因素

影响肠道年龄的因素很多,目前最常见的因素,主要有饮食、抗生素的滥用、不良情绪以及外来细菌的感染。

肠道老化的极端就是肠衰竭。研究显示,临终患者的肠道大部分都是衰竭的,肠道中的有益菌几乎为零。进食是避免肠道衰竭的重要方法。尽早进行肠内营养,能降低急性重症胰腺炎患者的病死率,就是通过肠内营养以避免肠道衰竭。就普通人来说,肠道年龄和饮食有着极为密切的联系。肠道是免疫系统与各种微生物交锋的地方,饮食对消化道的健康是再重要不过了。过于精细的饮食或节食,使肠黏膜细胞缺乏营养,肠道益生菌减少。因此,饮食结构失衡以及不良的饮食习惯是导致肠道老化的重要因素。

目前,我国抗生素滥用的现象比较严重。抗生素在杀灭有害细菌的同时,也杀死有益菌。滥用抗生素会破坏肠道菌群的平衡,导致肠道菌群失调。其中抗生素相关性肠炎就是严重的后果之一,主要由艰难梭菌引起。当肠道内敏感的细菌(包括有益菌)被杀死后,艰难梭菌就趁机大量繁殖,引起假膜性肠炎。

肠道可以分泌多种激素,包括脑肠肽等,用来维持消化道的正常功能,以适应各种变化。不良情绪可引起肠神经系统功能紊乱。食用不洁食物后,致病菌进入肠道,使有益菌和有害菌的比例失调,常导致肠道疾病。

让肠道保持年轻

如何减缓肠道老化呢?消化科专家建议,保持良好的饮食习惯,避免滥用药物,坚持健康的生活方式。若能做到这些,则让肠道"重返青春不是梦"。

① 保持良好的饮食习惯:坚持吃早餐,一日三餐应该荤素搭配,少吃不利于有益菌群生长的高蛋白、饱和脂肪酸类食品,多吃富含维生素与纤维素的蔬菜、水果、薯类、豆类、全麦类等食物。日本厚生省向国民推荐,每人每天摄取20～25 mg 食物纤维。此外,可以适量摄入含活菌的物质,如乳酸饮品或活菌制剂,通过直接将益生菌导入肠道,以改善肠道功能,保持肠道年轻。

② 避免滥用药物:很多药物对肠道有损伤作用,一定要在医生的指导下正确服用。解热镇痛类药物,如阿司匹林、保泰松、吲哚美辛等,由于其对肠道的刺激作用以及抑制前列腺素的合成,会损伤肠黏膜。此外,前面已提到,滥用抗生素可引起肠道菌群失调。

③ 健康的生活方式:保证充足的睡眠,避免过度熬夜。及时消除不良情绪,每天适当地锻炼身体,如慢跑、游泳、做健身操等,这些健康有益的活动有助于延缓肠道的老化。戒除吸烟、酗酒等不良习惯。此外,养成天天排大便的习惯也有助于保持肠道年轻。

总之,肠道好,人不老,保持肠道年轻很重要,让我们一起努力呵护肠道健康,以获取健康和长寿。

附:肠道年龄的测定

肠道细菌的种类和数量众多,难以用普通的方法进行检测。如何对"肠道年龄"进行自我评估呢?下面就介绍一个简单易行的调查问卷,看看你符合哪几项,计算一下评分,就可以判断出自己的"肠道年龄"了。

(1) 饮食习惯:

① 经常不吃早餐;

② 吃早餐非常迅速;

③ 在非正常进餐时间进餐;

④ 摄入蔬菜较少;

⑤ 喜欢吃肉类;

⑥ 一周中有 4 天以上去馆子吃饭;

⑦ 喜欢喝软饮料;

⑧ 经常在晚上很晚的时候吃东西;

⑨ 喝酒。

（2）排便习惯:

① 排便时常常很费力;

② 经常有排便不尽感;

③ 排便困难(如便秘);

④ 大便很硬且呈颗粒状;

⑤ 大便很软或呈水样便;

⑥ 大便呈黑色;

⑦ 大便以及放屁有异味;

⑧ 排便不规律;

⑨ 大便在便池中沉底。

（3）生活状态:

① 经常吸烟;

② 面色晦暗,看起来比实际年龄大;

③ 皮肤粗糙、有痤疮或其他皮肤问题;

④ 缺乏锻炼;

⑤ 经常感到压力大;

⑥ 在早上常常感到恐慌或焦虑;

⑦ 经常晚上难以入眠;

⑧ 因为熬夜而缺乏睡眠;

⑨ 在醒来时常常感到很累。

● **评判标准**

符合 0 项:肠道年龄比实际年龄要年轻。恭喜你,你的肠道健康状态良好。

符合 1～4 项:肠道年龄＝实际年龄＋5 岁。需要加以注意,改善肠道健康。

符合 5～10 项:肠道年龄＝实际年龄＋10 岁。你必须为了改善肠道健康而改善饮食以及注意休息。

符合 11～15 项:肠道年龄＝实际年龄＋20 岁。你必须彻底改变你的饮食和生活习惯了。

符合 16 项或以上:肠道年龄＝实际年龄＋30 岁以上。这意味着你的肠道健康状态非常差,必须去看医生以寻求专业的帮助了。

慢性腹泻须警惕溃疡性结肠炎！

王 昱 消化内科主治医师

案例

在读大学二年级的小周经常熬夜，爱吃大排档、喝可乐，3 个月前出现腹泻，每天 3～4 次，起初以为是普通胃肠炎，但多次口服抗生素和小檗碱（黄连素）等止泻药仍不见好转，直到出现大便鲜血小周才紧张了，到医院消化内科行结肠镜检查后发现是得了溃疡性结肠炎。

医生点评

溃疡性结肠炎是一种炎症性肠病。炎症性肠病包括溃疡性结肠炎和克罗恩病两种，两者都是近年来消化学界重点研究的肠道疾病。一项针对国内多个大城市开展的流行病学调查显示，上海人炎症性肠病的发病率位列各大城市之首。

溃疡性结肠炎的病因不明，可能与遗传、感染、免疫、神经、精神等因素有关。其症状较轻时主要表现为反复发作的腹泻、腹痛、黏液脓血便，病程多在 4～6 周以上，除了腹泻外还常有发热、消瘦等全身表现以及关节病变、原发性胆管炎等肠外表现。病变时间长和病变广泛者还容易并发结肠癌。

由于溃疡性结肠炎早期常以腹泻、腹痛为表现，临床症状不特异，容易和肠道感染或功能性胃肠病混淆，因此常有误诊误治。目前诊断溃疡性结肠炎主要根据患者的临床表现、常规实验室检查、内镜检查及黏膜组织学检查，其中结肠镜检查对于疾病确诊最具价值。溃疡性结肠炎在内镜下有弥漫性溃疡、糜烂、血管纹理模糊充血、炎性假息肉等典型表现，并且内镜可对疑似病变处取病理活检，结合患者的症状、肠镜下表现及特征性的病理组织检查结果不难做出对溃疡性结肠炎的确诊。因此，对于以反复腹泻为表现的患者应当重视并进行结肠镜检查来早期诊断、早期治疗。

溃疡性结肠炎的治疗目标是诱导并维持临床缓解，改善患者生存质量。由于不同患者或同一患者在不同阶段的患病严重程度、病变范围不同，所以治疗需遵循"分级、分期、分段"的个体化原则。患者应避免劳累并注意饮食摄入，饮食应当避免冷饮、辛辣等刺激性食物，活动期患者应禁忌海鲜类食物。治疗的药物主要包括激素、免疫抑制剂、水杨酸制剂等，在治疗中需要长期坚持服用药物来维持缓解，在病情变化时又需要及时调整药物用量，因此患者必须特别重视临床随访，需要在有治疗炎症性肠病经验的医师指导下规范用药、定期复查结肠镜，根据病情及时调整治疗方案,如此坚持治疗就不难控制溃疡性结肠炎的疾病活动和复发,疾病预后和生活质量也会随之提高。

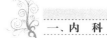 下肢静脉性溃疡如何保健

谢　挺　创面修复科副主任医师

下肢静脉性溃疡如何预防和保健

长期站立、先天性静脉管壁或静脉瓣膜薄弱是造成下肢静脉曲张的重要原因。典型的临床表现为下肢有蚯蚓状的静脉团块,下肢水肿,内踝上方皮肤颜色变黑褐色,有的皮肤糜烂,俗称"老烂腿"。严重的下肢静脉曲张会面临截肢的危险,预防下肢静脉曲张的发生发展非常重要。

5％～30％的下肢静脉曲张患者在溃疡愈合两年内会再次发生溃疡。因此预防下肢静脉曲张破溃和溃疡复发的知识和技能非常重要。

下肢静脉性溃疡的预防包括压力治疗、功能锻炼、预防外伤、健康教育等。其中,压力治疗在下肢静脉性溃疡的治疗和预防中最为重要。

压力治疗是利用特殊材料的袜子或绷带产生的压力帮助下肢静脉血液回流,合适的压力治疗可以使下肢疲惫、沉重等症状得到缓解,曲张的静脉不再突出,并能促进下肢静脉曲张溃疡的愈合。

需要特别注意的是,接受压力治疗前,必须排除下肢动脉系统疾病。当患者同时存在动脉系统病变时,压力治疗可能导致动脉血管的闭塞、组织的坏死甚至截肢。受过训练的医生或护士应首先检查患者的足背或胫后动脉,当存在搏动减弱或消失的情况时,应利用多普勒超声设备检查患者的踝肱指数(ABI)。若患者的 ABI<0.8,则应在采用压力治疗之前先推荐患者接受血管外科医生的进一步检查。若患者存在慢性心力衰竭时不推荐采用压力治疗。

当患者下肢存在水肿或已发生溃疡时,推荐采用弹力绷带;当患者下肢水肿消退或溃疡愈合时,推荐采用医用弹力袜,当然也可以继续使用弹力绷带。若使用弹力绷带后出现异常情况,如下肢肿胀、疼痛加剧等,应及时到医院进行咨询。

医用弹力袜的原理是,在脚踝部建立最高支撑压力,顺着腿部向上逐渐递减。在小腿肚减到最大压力值的 70％～90％,在大腿处减到最大压力值的 25％～45％。压力的这种递减变化可使下肢静脉血回流,有效缓解下肢静脉和静脉瓣膜所承受的压力。一般来说,对于医用弹力袜的选择,有以下方法:

（1）根据穿者的腿部症状选择合适的弹力袜压力。

一级低压预防保健型（15～25 mmHg）：适用于静脉曲张、血栓高发人群的保健预防。

一级中压初期治疗型（25～30 mmHg）：适用于静脉曲张初期患者。

二级高压中度治疗型（30～40 mmHg）：适用于下肢已经有明显的静脉曲张（站立时静脉血管凸出皮肤表面），并伴有腿部不适感的患者（如下肢酸乏肿胀、湿疹瘙痒、抽筋发麻、色素沉着等）、静脉炎、怀孕期间严重静脉曲张、静脉曲张手术后（大小隐静脉剥脱术）患者、深静脉血栓形成后综合征患者。

三级高压重度治疗型（40～50 mmHg）：适用于下肢高度肿胀、溃疡、皮肤变黑变硬、高度淋巴水肿、整形抽脂术后恢复期等患者。

（2）根据病变部位选择弹力袜的长度。

分为中筒袜（膝下）、长筒袜（及大腿）和连裤袜（及腰部）。如果穿者只是膝盖以下的部位患有静脉曲张，穿中筒弹力袜即可；如果穿者膝盖以上的部位也有症状，需要穿长筒袜或者连裤型弹力袜。

下肢静脉曲张患者日常生活注意事项

（1）患者平时宜使用温和无刺激性的润肤乳液，防止下肢皮肤干燥、皲裂。

（2）保持规律性的行走和功能锻炼，促进下肢血液循环。

（3）保持适当体重，多吃富含纤维的食物，防止便秘。戒烟限酒，不吃或少吃油腻食品。

（4）养成一日数次躺下将腿抬高高过心脏的姿势，睡眠时可将脚部稍微垫高，采用舒适的体位，如此可促进腿部静脉循环。

（5）定期检查足部和腿部，早期发现异常改变，如小腿肿胀、皮肤的色素沉着、静脉突出、湿疹、溃疡等；保护腿部，避免碰伤、擦伤、跌倒。

（6）每天坚持穿医用弹力袜。由于患者穿着弹力袜的依从性很低，需要医务人员周期性地对患者进行健康教育，说明其目的和重要性。

（7）患者若踝部出现任何破损或溃疡，请及时就诊。

（8）患者不宜站立不动、长时间站立与静坐，尽量多走动，每半小时活动一下双足，改善下肢血液循环；进行小腿肌肉群的收缩运动，促进静脉血液回流。

（9）不宜跷二郎腿，不宜长期穿高跟鞋，不宜穿过于束腰、束腹的衣物，这些不良习惯均会影响下肢的血液循环。

（10）不宜用非常热的水（水温＞40℃）长时间洗澡或泡脚，否则会导致下肢血管大量扩张。

（11）避免提超过 10 kg 的重物。

（12）若发生溃疡，不要假想溃疡会自行好转或愈合，应尽快就医，及时开始治疗，这样才能早日康复。

㉑ 化解驾车族呼吸健康问题

王　健　呼吸科主任医师

案例

喉咙咸咸的，竟是车内空调作祟

最近，杂志社编辑尹先生，总觉得咽喉部有股咸咸的不适感，起初以为是感冒留下的咽炎，请教专家、采用各种保健方法都无济于事。一天，他开车门时发现，车里也有这股咸味。他赶紧里里外外洗车，但几小时后味道还在。此时，尹先生才想到是否是空调的问题，于是连夜请修车好友清洗空调，更换滤片。第二天早上上班时，他再打开车门时发现，咸味闻不到了，到单位后困扰他多日的咽喉不适感也消失了。

专家解读

车内空气差，咽喉最先不舒服

尹先生遇到的车内空气问题，恐怕其他很多车主也可能会遇到。因为汽车空调不像家用空调那样，可自行拆卸清洗滤网，而需要专业汽修人员拆卸更换，所以，不少车主因此嫌麻烦而忽略清洗，使之容易成为车内的卫生死角。一些可致呼吸道感染的细菌、病毒颗粒易黏附其上，加之汽车处在流动的外部环境中，如遇雾霾天气，更多的粉尘颗粒进入车厢刺激呼吸道。作为上呼吸道器官之一的咽喉，是十分娇嫩的，对细菌、病毒、粉尘等外界刺激十分敏感，因此一旦有粉尘吸附在空调通风口，就容易被吸入而带来咽喉的不适感。加之车内的空间相对狭小，驾乘者自己的呼吸道分泌物，也容易吸附在空调通风口上产生异味。如果遇到车内曾经载乘过有上呼吸道感染的患者的话，其咳嗽或打喷嚏留下的飞沫会造成车厢内污染，也会造成车厢内其他人员的不适。

专家支招

如何拥有车内清新空气

（1）若有呼吸不适，应提前清洗空调。建议广大车主不要嫌麻烦，还是按照厂商给出的保养要求，定期清洗空调，更换空调滤片，如果已经出现一些上呼吸道的不适症状，更应该提前清洗空调。另外，健康的清新空气不是车内洒香水所能带来的，含有一些不明化学成分的香水，还可能会导致驾乘者过敏。

（2）车窗开条缝。空调内外循环交替使用建议广大车主在开空调行车时，如果外界空气质量尚可，不要长时间使用空调内循环，应该内循环与外循环交替使用，使车内外空气能够有效流动。在用空调时，建议车窗或天窗能开一条缝，这也是保持车内空气流动新鲜的好方法。另外，除非天气非常寒冷，否则不要长时间开启车厢空调。

 ## ②② 润喉片各有专攻

王　健　呼吸科主任医师

季节交替昼夜温差大，容易感冒，出现咽喉疼痛；话说多了也会咽干，出现咽喉肿痛。这时含一片润喉片，能迅速改善症状。但这些药物也有各自的特点，大家应根据情况选择。

目前常用的润喉片分为西药和中药两类：西药类润喉片有杀菌作用，常用的有华素片、溶菌酶含片等；中药类含片药性温和，能清热解毒，常用的有银黄含片、草珊瑚含片等。

华素片又称西地碘含片，主要成分为分子碘，具有抗感染作用。但碘过敏者、孕妇及哺乳期妇女、甲状腺疾病者应慎用。

溶菌酶含片有杀菌作用，不良反应较少，但出现皮疹时要考虑过敏并停用。

银黄含片、复方草珊瑚含片等中药含片，能清热解毒、清咽利喉。这类药物使用期间应忌烟酒、辛辣、生冷食物，同时不宜同时用温补性中药。由于其中多含有寒性中药，经常腹泻的脾胃虚寒者应慎用。如果含冰片成分，孕期和哺乳期妇女也不宜用。

②③ 看东西重影，当心脑卒中

刘建仁　神经内科主任医师、教授

出现视力下降、视野变窄、看东西有重影症状时，很多人的第一反应是眼睛出了问题，需要去看眼科。其实，某些情况下，这些症状可能提示发生了脑卒中。

很多常见的脑部疾病可能出现眼部症状，例如发生在一侧中枢脑门的脑梗塞或脑出血，就会导致偏盲（无法看到身体左侧或右侧的物体，走路时会磕碰到看不见那侧的物体）；如果双侧视觉中枢出现脑血管病性损害，就会出现中枢性全盲；颅内血管畸形，特别是硬脑膜动静脉瘘，可能引起眼球突出、结膜充血、复视(看东西有重影)、视力下降等症状;颅内肿瘤压迫了视神经、或压迫了眼球活动相关的颅神经和视觉中枢后,会引起视力下降、复视。凡是导致颅内压增加的脑内疾病,如脑肿瘤、颅内感染等,都可导致突然的视力下降、复视等眼部症状。

脑卒中分为出血性和缺血性脑卒中,后者主要是指脑梗死。脑卒中可损伤与视觉相关的中枢脑区,导致偏盲症状;如果损害脑干和眼球活动相关的脑神经,则会引起复视。脑肿瘤和血管病变都可出现相关类似症状,只是肿瘤往往有个进展的过程,而脑卒中导致的症状则更为突然。和普通眼病相比,脑卒中导致的眼部症状,发生速度快、病情较重,更应当引起重视。

脑卒中如果发生在脑干、枕叶视觉中枢,病灶大,通常有严重的后遗症,恢复比较困难;如果病灶不是很大,及时正确治疗,部分患者可得到较好恢复。因此,如果出现看东西有重影、不能看到一侧物体等症状,应提高警惕,及时到眼科和神经内科就诊,明确病因,以免延误诊治时机。

24 莫名眩晕,原是"耳石"惹的祸

刘建仁　神经内科主任医师、教授
陈　伟　神经内科主治医师

案例

56 岁的王阿姨最近得了一种怪病,每晚躺下或者翻身时她都会感觉天旋地转,其中有一次还出现呕吐。头颅磁共振成像、颈椎片子都拍了,就是找不到原因;盐水也输了,药片也吃了,毛病就是不见好,一时间她变得茶饭不思,面容也憔悴了许多。经人介绍,她来到了医院神经内科眩晕(耳石症)专病门诊,医生说林阿姨的眩晕病是"耳石症"惹的祸。

专家解读

耳石症,临床上的标准名称是良性阵发性位置性眩晕,指的是当头快速移动到某一特定的位置时出现的短暂眩晕(天旋地转)和眼震(无法看清周围物体),严重时会伴有恶心呕吐。该病是最常见的一种眩晕病,约占所有门诊眩晕患者的 20%～40%,年发病率为 0.6%,终身患病率为 2.4%。耳石症本身不危及生命,但由于患者眩晕发作时容易出现跌倒及伴有焦虑、恐惧症状,身心健康均有可能受到影响。

耳石症的主要临床表现是:①起床、躺下、翻身等特定头位改变而诱发的眩晕;②眩晕持续时间短暂,一般不超过 1 分钟;③有一定的潜伏期,一般头位改变数秒后才出现症状;④一般不伴有耳鸣及听力下降。耳石症可分为两类。一类

为继发性的,如继发于头部外伤、前庭神经炎、梅尼埃病等;另一类为特发性的,即找不到明确继发因素。调查显示,骨质疏松、高尿酸血症及人体维生素 D 缺陷的个体中容易发生特发性耳石症,一般中老年女性多见,近年来,该病有年轻化的趋势。

专家支招

若患者的眩晕发作符合以上表现时,需要尽早到各大医院神经内科或者五官科进一步诊治。有经验的医生通过检查可以做出正确的判断,从而选用相应的手法复位治疗方法,使脱落的耳石从半规管滚回到椭圆囊。一般患者经过1～3次复位治疗,眩晕症状基本可以得到有效改善。

25 头晕? 查查脑血管

刘建仁 神经内科主任医师、教授

平常我们讲的头晕,一般包括头昏、眩晕等不适。从神经内科角度而言,眩晕是指感觉到周围环境发生转动、晃动,或者觉得自身在转动,而头昏晕,一般是指没有周围物体的晃动,只有头昏沉沉,头脑不清晰等不适感觉。

很多原因都会导致头昏或者眩晕。头昏是非特异性的症状,引起头昏的病因包括情绪不佳、高血压或低血压、低血糖、贫血、劳累、失眠等。而眩晕,往往具有临床意义,引起眩晕的病因包括耳石症(良性复发性位置性眩晕)、美尼尔病(也称"内耳眩晕")、前庭神经炎、脑干和小脑的病变及脑血管病变等。

下面列举一些常见的脑血管病变导致的头晕等表现。

(1)急性脑血管病(即急性脑卒中):包括高血压性脑出血、蛛网膜下腔出血和缺血性脑血管病(即脑梗死)。

(2)高血压性脑出血:一般会有头痛、头晕、呕吐、偏瘫、言语不清甚至昏迷等症状。如果发生在脑干和小脑,由于这两个部位参与协调身体平衡,因此患者会出现眩晕,感觉周围物体的转动或者自身的转动;一部分患者的症状不是很典型,可能仅仅表现为头昏。

(3)蛛网膜下腔出血:最常见原因是颅内动脉瘤破裂,主要表现为活动中、情绪激动时的突然剧烈头痛。该病很凶险,动脉瘤首次破裂,患者病死率在30%左右,如果第二次出血,则死亡率约60%。当然,有的患者表现不典型,起初时仅有轻微的头痛和头晕。

(4)缺血性脑卒中(脑梗死):往往表现为口角歪斜、偏瘫、言语不清等,但是一部分患者仅仅表现为头昏,如果发生在脑干和小脑,可能主要表现为眩晕。

供应头颈部的动脉主要包括双侧颈动脉、椎动脉和锁骨下动脉。上述动脉比如颈动脉、椎动脉严重狭窄或者闭塞,除了可以导致缺血性脑卒中外,还可以因为脑部严重血流不足而出现头晕的症状,严重时甚至出现一过性意识丧失(即医学上所谓的"晕厥")。双侧的锁骨下动脉主要发出双侧椎动脉供应脑后部,以及发出腋动脉供应双上肢,如果锁骨下动脉发生闭塞或者狭窄,可能会导致脑部的血流逆流向上肢,从而出现患侧上肢的脉搏减弱、血压较健侧偏低,甚至因为脑部血流逆流,被上肢"窃取"(盗血),而导致头晕甚至晕厥。

因此,我们平常所说的头晕是一个宽泛的概念。不管怎样,一部分头晕的患者是由于发生脑血管的病变,需要尽早到神经内科门诊就诊,及时排查,找到明确的原因。

26 如何解读血常规报告

杭海芳　血液内科主治医师

血常规是临床上最常做的一项实验性血液检查,大多数单位或个人的体检也往往包括了血常规的检查,拿到报告的时候,大家常常对其中一项或几项结果的异常产生疑虑和担心。那么如何来解读血常规报告呢?下面我将做一个简单的介绍。

血常规主要包含白细胞数目、中性粒细胞数目和比例、淋巴细胞数目和比例、嗜酸性粒细胞数目和比例、嗜碱性粒细胞数目和比例、单核细胞数目和比例、红细胞数目、血红蛋白、血细胞比容、平均红细胞容积、平均红细胞血红蛋白量、平均红细胞血红蛋白浓度、血小板数目、平均血小板体积等指标。简单来说,看血常规报告主要看白细胞、红细胞、血红蛋白和血小板有无异常。

白细胞(WBC):正常值是$(4.0 \sim 10.0) \times 10^9 /L$。白细胞对人体具有保护和防御功能。白细胞是由中性粒细胞、淋巴细胞、嗜酸性粒细胞、嗜碱性粒细胞及单核细胞所组成。正常情况下,中性粒细胞占白细胞数的$50\% \sim 70\%$,淋巴细胞占$20\% \sim 40\%$,单核细胞占$3\% \sim 5\%$,嗜酸性粒细胞占$0.5\% \sim 5\%$,嗜碱性粒细胞占$0 \sim 1\%$。全身各部位的感染都可导致白细胞及中性粒细胞计数增高;白细胞计数减少常见于病毒感染、自身免疫性疾病(如系统性红斑狼疮)、各种血液病(如白血病、骨髓异常增生症、骨髓纤维化等)及放化疗等所致;嗜酸性粒细胞增多则常见于寄生虫感染(如蛔虫)、过敏、自身免疫病和肿瘤,而嗜酸性粒细胞减少常常是伤寒的表现。

血红蛋白(Hb):俗称血色素,正常值是 120～160 g/L。一般情况下测定血红蛋白和红细胞两者的意义基本相同,其减少往往提示有贫血,结合平均红细胞体积(MCV)可以初步判定贫血的类型,如缺铁性贫血、慢性病贫血、再生障碍性贫血或巨幼细胞性贫血等。贫血的程度可以分为轻度(血红蛋白 90～120 g/L)、中度(血红蛋白 60～90 g/L)、重度(血红蛋白 30～60 g/L)、极重度(血红蛋白 30 g/L 以下)。我们一般人体检中常见的多为轻度贫血,且如红细胞体积偏小,多为缺铁性贫血。红细胞增多则可见剧烈吐泻、高热大汗等导致脱水的情况下,还有就是处在高原或长期缺氧的情况下。

血小板(PLT):正常值是$(100～300) \times 10^9$/L。血小板数量和质量的改变会产生出血症状,如皮肤和黏膜的瘀点瘀斑、鼻出血、牙龈出血、口腔黏膜和眼结膜下出血。严重者有便血、血尿,肺出血,甚至颅内出血。血小板计数减少可见于免疫性血小板减少性症、放化疗后或有些生理现象如女性月经期。血小板计数增高多见于血小板增多症,也可见于某些疾病,如类风湿病活动期。

由于血细胞计数多是在自动化计数仪上进行的,不能判断血细胞形态,因此,有时必须结合血涂片检查来解读血象结果。

血常规的各个指标之间存在着相互的联系,解读报告应该综合来看,还应该结合病史、体格检查及其他的实验室指标,绝不可孤立地看某个指标高了或低了就代表是哪里不好。所以,如果大家在体检时发现血常规异常,还是建议请教专业的血液科医师。

27 老年贫血需重视

姚一芸　血液内科副主任医师

老年人贫血相当多见,随着社会老龄化,老年人贫血的发病率也随之上升,近年来统计资料提示已达到 17%。鉴于老年人的红细胞计数和血红蛋白浓度在男、女之间差别不大,国内老年男、女诊断贫血标准均为:红细胞计数低于3.5×10^{12}/L,血红蛋白低于 105 g/L 为贫血。

老年人易发生贫血的主要原因有以下几种。

(1)老年人骨髓内的造血组织逐渐被脂肪和结缔组织代替,70 岁以后仅有 30%左右的骨髓造血,这是较易发生贫血的根本原因。

(2)老年人各种代谢酶开始减少,可使红细胞膜发生改变,造成红细胞寿命缩短。

(3)老年人的性激素分泌减低,刺激骨髓造血的作用也随之下降。

（4）老年人常患各种慢性疾病，往往影响造血功能。如慢性肾脏疾病，会导致红细胞激素分泌下降，使红细胞生成不足；风湿性关节炎或类风湿疾病因免疫的因素产生不同程度的贫血；各种慢性感染，会造成铁代谢的紊乱而导致贫血。肿瘤患者到中晚期，几乎必然会合并贫血。

（5）老年人胃肠功能减退，胃黏膜萎缩，胃酸分泌减少，对营养物质（主要成分包括铁、叶酸、维生素 B_{12} 等）的吸收变差。

（6）老年人免疫功能普遍降低，可引起细胞性免疫异常，机体的正常组织被自身的免疫活性细胞和自身抗体所破坏，产生自身免疫性贫血；由于免疫功能降低，容易引起感染性疾病、肿瘤，产生继发性贫血。

贫血不是独立的疾病。老年贫血患者半数以上表现为缺铁性贫血及巨幼细胞性贫血。引起老人贫血的原因也很多，继发性贫血在老年人中较为常见，慢性胃炎、消化道溃疡、消化道癌肿、肾病性贫血、慢性感染是主要病因。

老年人贫血的特点是发生较为缓慢、隐匿，常被其他系统疾病的症状所掩盖，最常见的症状除心慌、气短、下肢水肿、心绞痛外，还有神经症状较为突出如淡漠、反应迟钝甚至精神错乱，患者常常被误诊为心脏病、神经精神系统疾病，影响贫血及时检出和治疗。因此，在老年人多系统慢性疾病治疗的同时，应注意查其血常规，判断有无贫血。贫血是老年患者的独立预后因素，即便是轻度贫血也可能导致机体重要功能损害和病死率增加。积极寻找病因，提高早期诊断率、及早治疗无疑能够从根本上改善患者预后。

对于老年人群应做好：①贫血各种临床表现的卫生宣教，促进患者及早发现贫血症状。②贫血是多种隐匿性疾病的临床表现，尽早明确贫血病因，可早期发现多种慢性疾病（尤其是肿瘤）。③老年人应注意膳食均衡合理，避免偏食，特别是对那些患有糖尿病、高脂血症、冠心病等代谢性相关疾病的患者应避免过度控制饮食。上述 3 项健康教育策略可能会减少老年人贫血的发生率，同时可提高某些慢性疾病（包括恶性肿瘤）的早期诊断率，提高生活质量。

 # 28 淋巴瘤为何偏爱年轻人

庞消阳　血液科住院医师

淋巴瘤是"人体卫士"淋巴细胞发生恶变所形成的恶性肿瘤，是一种血癌，分为非霍奇金淋巴瘤和霍奇金淋巴瘤两大类，我国主要以非霍奇金淋巴瘤居多。据统计，全球平均每 9 分钟就有 1 个淋巴瘤新发患者，它是近 10 年来全球发病率增速最快的恶性肿瘤之一。可发生于各年龄阶段，高发年龄为 45～60 岁。近年来有年轻化趋势,发病年龄高峰前移到 20～40 岁的中青年群体,平均死亡年龄低于 45 岁。

为什么淋巴瘤越来越偏爱年轻人？在电影《滚蛋吧！肿瘤君》中,熊顿的妈妈心疼地抱怨熊顿平时的生活状态:不好好吃饭,不按时休息,常吃垃圾食品,经常空着肚子画画十几个小时。她认为,熊顿的病缘于她不好好照顾自己。

淋巴瘤的具体发病原因目前尚无定论。病毒感染、遗传、环境、心态等因素,对于发病都有一定的影响,不良的生活习惯虽然不是导致淋巴瘤的必然原因,但可以导致免疫力低下,是一种诱发因素。年轻人工作或生活压力大、作息不规律、常熬夜、饮食不健康、长时间处在辐射的环境里,易出现疲劳、免疫力下降等亚健康状态,患癌概率就增大。而年轻人一旦患上淋巴瘤,又以侵袭性的居多,更加凶险。所以对"压力山大"的年轻人来说,劳逸结合、生活作息规律、体育锻炼很重要。

淋巴瘤凶险,如何及早发现呢？有时候我们会摸到耳后或是颈部有略微肿大的淋巴结,这种情况严重吗？

不少淋巴瘤患者发现病情,都是最先无意间摸到皮肤浅表的淋巴结。这种淋巴结质地比较坚硬,没有痛感,但会进行性增大,而且不断增多、不会消失。淋巴瘤患者还会有一些与肿瘤相关的高代谢症状,比如不明原因的低热、乏力、消瘦等。

当同时出现这些症状时,就要及时到医院血液科就诊,进行淋巴结 B 超、淋巴结活检等检查。而一些深部淋巴结肿块或者某些发生在淋巴结外的淋巴瘤早期症状不明显,所以健康体检如胸腹部 CT 检查尤为重要。

淋巴瘤的确诊,依赖淋巴结穿刺活检的病理报告。一旦确诊淋巴瘤,就必须至血液科进一步完善骨髓穿刺、正电子发射-断层扫描(PET - CT)等检查,进行全面评估,确定分期、分型及国际预后指数评分,根据不同病理类型、分期进行个体化综合治疗。

对淋巴瘤而言,淋巴细胞遍布全身,在淋巴系统中循环往复,仅仅依靠手术切不完。化疗是治疗的主要手段,合理且规范的化疗方案可以将癌细胞除之而后快,使病情缓解。例如,经典的环磷酰胺、多氟比星、长春新碱、泼尼松(CHOP)方案,可使弥漫大 B 细胞型淋巴瘤 5 年无病生存率达到 41%～80%,30% 的患者治愈。但同时也会"殃及池鱼",杀死一些正常细胞,严重的骨髓抑制会导致白细胞计数减少、感染易发、贫血、血小板计数减少、出血倾向、恶心呕吐、食欲缺乏、脱发等不适。

其次是生物治疗,主要是单克隆抗体的靶向治疗。这些特殊的蛋白质分子可通过细胞表面标志物识别某些特定的淋巴瘤细胞,并与之融合,将其杀死。例如,利妥昔单抗就是针对还有 CD20 标志的 B 细胞,疗效显著、不良反应较小,缺点是价格昂贵。对于复发、难治、高危的淋巴瘤患者,可以选择大剂量化疗联合自体造血干细胞移植。

总之,淋巴瘤是一种血液系统的恶性肿瘤,健康的生活方式可以有效预防,一旦患病,需至血液科全面评估分期分型,配合医生进行个体化治疗。治疗结束后,病情缓解的患者仍需定期至医院随访及评估,预防复发。

29 膏方服用小贴士

洪　声　中医科副主任医师

服用膏方不应迷信名贵药材

随着养生健身理念的深入,冬令选择膏方进补越来越被注重。但近年来由于重利轻理导向,使得原本冬令进补的概念变了味,膏方的价格一涨再涨,有的甚至高至上万元。大家不禁要问,是不是越贵的膏方疗效越好?

剖析贵的原因,主要是膏方中加入了各种名贵的中药材,比如冬虫夏草、人参、枫斗、胶类等,而药价和疗效并非必然成正比,加入名贵药材并不意味着膏方药效倍增,也不是每个人都一定需要和适合名贵药材。古方有四两拨千斤的用药案例,靠的是医生的膏方经验,是否需要高价的名贵药膏方还是要根据病家的身体需求而定。医者仁心,应该考虑患者的经济状况,适时因人而异,花小钱办大事。何况许多亚健康人群只需微调火候,稍加调补即可达到气血匀和。因此,专家建议患者应尽量去具有丰富临床经验的中医医生处就诊,让医生因人定制,辨证用药。

对名贵药材趋之若鹜的过度追捧只会带来负面的疗效,使得膏方步入误区。我们提倡一人一方,辨证膏方,该用名贵药材的大胆用,非必需时谨慎用。

总之,我们认为:适合体质的膏方才是最好的补方,并非越贵越好。

服用膏方期间应特别注意什么

(1)若患者服用膏方期间出现感冒发热、腹胀便秘、胃纳不进、恶心呃逆、舌苔厚腻,或出现急性胃肠炎,或慢性疾病急性发作等情况,均应暂停服用膏方,先及时治疗,查找急病原因,待病情和缓后再咨询膏方医生如何继续服药。

(2)中老年人群随着年龄增长,机体功能逐渐下降,最宜用膏方调补。但服用期间也有很多讲究,专家建议:呵护好胃气,是提高膏方疗效的关键。一般而言,膏方多滋补剂,让胃肠保持正常状态,纳取、吸收、排泄;让肠胃保持活力,使其处于轻装待发、半饥渴状态,才能时刻准备吸吮调补的营养剂。

（3）不建议青少年过早服用膏方。膏方的运用并非越早越好，尤其是青少年群体，这一群体处于生长发育阶段，脏腑娇嫩，形气未充，过早服用有拔苗助长之嫌。

膏方服用时间

专家建议，通常膏方应空腹服用，这样有利于药物吸收。如果膏方是治疗胃肠道疾病，或出现空腹服用引起不适，或食欲下降，应改在饭后 1 小时左右服用；如果是养治兼顾，如心肺肾等脏器疾病，一般在饭后半小时服用为好；如果用于养心安神，改善睡眠的膏方，适宜在睡前服用。

服膏方期间应注意什么

（1）服用膏方半小时内不宜喝浓茶、咖啡等刺激性饮料，以免影响膏方的吸收。

（2）一般膏方都含有滋补性，服用期间原则上要少吃生冷、辛辣之物，比如生萝卜、绿豆、百合、柿子等寒性食物或水果（炖熟、煲汤用的萝卜可食用）。建议多食用易消化、温软开胃的食物，比如各类谷物煲粥，还可加入怀山药、南瓜、红薯、白扁豆等。

（3）服膏方期间应忌烟酒，少吃膏粱厚味、烧烤、麻辣等食物。

总之，应清淡饮食，消化饮食。具体饮食宜忌请多咨询膏方医生。

30 浅谈"冬令进补"

廖明娟　中医科主治医师

每年秋冬季节，很多老百姓希望"补一补"。中医理论有"春生、夏长、秋收、冬藏"和"春夏养阳，秋冬养阴"的说法，人类生活在自然界里，人体的生理功能往往随着季节不同而有所变化，养生应顺应自然界气候变化采取不同的保健方法。所谓"天人相应"，冬季是人体"收藏"的季节，适当进补可增强体质、祛病强身、延年益寿，"今年冬令进补，明年三春打虎"，"三九补一冬，来年少病痛"，这说明是我国民间素有冬令进补的习惯，冬令进补历来是中医特有的，当然也是中国特有的延年益寿、抗衰老、防治疾病的主要手段。

冬令进补的最佳时间

每年立冬至立春，尤其农历三九节气是一年之中寒气最盛，也是冬令进补的最佳时节。

哪些人群适合冬令进补

一是处于亚健康状态的人,平时虽无慢性疾病,但容易感冒,长期劳累或压力过大而致身体虚弱;二是慢性疾病患者,如慢性支气管炎,肺气肿,支气管哮喘,高血压,冠心病,高脂血症,糖尿病,慢性肝炎,早期肝硬化,慢性胃炎,慢性肾炎,贫血,腰腿疼,男子性功能障碍,女性月经不调、宫寒不孕、色斑、卵巢早衰等;三是体弱多病的儿童、中老年体质虚弱者;四是康复期的患者,如手术后、出血后、大病重病后等。

冬令进补的养生处方

(1)开路方:

所谓开路方,就是在进补前半月先调理好脾胃,以便"开路"进补,使脾胃消化吸收功能正常,提高膏方疗效。要想膏方疗效好,除了应当辨证处方、合理加工、正确服用外,还与服用膏方前选择正确的"开路方"有一定关系。

(2)膏方:

随着生活水平提高,人们更加重视身体保健,具有悠久历史的膏方越来越受青睐。膏方,又称膏剂,是中医常用的"丸、散、膏、丹、酒、露、汤、锭"八种剂型之一。膏方在未病先防、有病早治、既病防变、病愈防复发等方面有着很好的疗效,自古以来深受人们欢迎,尤其是在我国江南地区,"冬令进补"吃膏方十分盛行。一般冬至始服,立春而止。开具膏方的时间点宜选在冬至前4~6周进行,经过处方加工制作过程,可以保证在冬至之日起及时开始服用。

(3)中药穴位定向透药:

应用特定的中药配方加工成导入剂,敷贴于相应的穴位上,用定向透药治疗仪进行中药导入治疗,达到畅通经络、增强脏腑功能、预防疾病发生的目的。与冬病夏治配合,相得益彰。治疗周期每周2~3次,连续6周。

(4)穴位注射:

穴位注射是采用中医传统针法,选取足三里穴位以加强药物的经络刺激与药物的吸收。选用纯中药提取物,进行局部穴位注射,起到温阳补肾、平喘止咳的作用。治疗周期每周2~3次,连续6周。

哪些人不适合进补

随着生活水平提高,人们更加重视身体保健,也希望通过冬令进补来延年益寿,但并不是所有人都适合进补。

青少年体质健壮者、急性疾病和有感染者、慢性疾病处于急性发作期和活动期、胃溃疡、胃炎、腹泻、胆囊炎、胆石症发作者、慢性肝炎、转氨酶高者,自身免疫球蛋白和抗体很高者,都不宜服用膏方。

还有经常吃膏粱厚味、高蛋白食物的人以及尿酸高、血脂高的人也都不适宜盲目服用膏方,因为这些人的肠胃负担大都比较重。即便要吃膏方,也应先调整饮食,不要急于进补。

而发热、腹泻、咽喉疼痛、咳嗽等患者,则应该在疾病治愈或基本缓解后再进补。否则,不仅起不到进补的作用,反而会适得其反。

广义的进补实际上还包括适宜的饮食起居、平和的情绪、适当的锻炼等。要想"补得其所",不能仅凭个人主观感受来判断是否需要进补,还是要先经过医生的辨证论治,建议在医生的指导下选择合适的方式。

31 心脑血管健康——长寿的秘密口诀

曹振东　中医科副主任医师

人体的血管是血液循环系统的重要组成部分,包括动脉、静脉和许多微血管及各种组织细胞等,它就像是一张网,负责全身的营养输送和物质交换。年轻时血管内皮都是光滑干净的。随着年龄的增长,血液中的脂肪和胆固醇会慢慢沉积,使血管内皮慢慢变厚,血管腔慢慢变窄。有高血压、高血脂、糖尿病的患者则更为严重,他们的心脑血管每年变窄3%～4%或以上。当动脉血管堵塞75%以上,血流量过少时,人就会有不适的感觉,更严重的可能会导致脑卒中(中风)、心肌梗死(冠心病的一种)等一系列严重疾病,严重危害人体健康。

无论是冠心病还是脑卒中,都不是一朝一夕形成的,它们都属于慢性病,发病要经历很长的时间。同样,高脂血症、高血压病、糖尿病等也都是慢性病,但它们同时又是导致冠心病或脑卒中的危险因素。有人把冠心病和脑卒中比作冰山露在水面上的山峰,而高脂血症、高血压病、糖尿病等就是这冰山位于海平面以下巨大的山体。认清了它们之间的联系后,就会明白:想要预防冠心病、脑卒中,首先就要从认真防治高脂血症、高血压病和糖尿病做起,而要想预防高脂血症、高血压病和糖尿病,就必须倡导健康的生活方式。"三高"患者和长期吸烟的人群血管老化程度都比较严重。另外,现代社会生活节奏快,饮食高盐、高糖、高油也是诱发很多年轻人血管年龄明显高于实际年龄的原因。中国古代的医学经典《黄帝内经》中有"不治已病治未病,不治已乱治未乱"的思想,因此50岁以上的人群就应该每年做相关体检,并且要有意识地通过调整生活方式和饮食情况让血管老化"刹车"。糖尿病患者一定要控制好血糖,高血压患者一定要控制好血压,而高脂血症患者一定要把"坏的"胆固醇降下来。

"三高"人群饮食注意事项

那么,"三高"人群该在饮食上该注意些什么呢?

关注高血压患者的饮食,以下三点十分重要。

(1) 限盐。世界卫生组织规定,每人每天的食盐摄入量为 3～5 g,这对预防高血压有良好的作用,有高血压家族史的人,最好每天只吃 2～3 克盐。

(2) 增加钾、钙、镁的摄入。可以通过食用含钾量丰富的食物增加钾的摄入量。主食中的稻米、玉米,蔬菜中的各种绿叶菜(如菠菜、油菜、韭菜),各种豆类及马铃薯,蘑菇、香菇等菌类食物,以及海带、木耳、花生、瓜子。水果中的橘子、香蕉等含钾量均较高。含钙量较高的食物有各种豆制品、牛奶、酸奶以及奶酪等奶制品,虾皮、紫菜、海带、木耳、蘑菇等,应提倡多食。含镁量较多的食物有谷类、豆类、奶类及绿色蔬菜和海产品等。

(3) 少吃含脂肪、胆固醇高的食物,如动物油脂及椰子油,以吃植物油为主。严格限制吃肥肉、蛋黄、油炸食品、动物内脏和脑、鱼子、墨鱼、鱿鱼等。高血压患者一定要学会选择食用低脂肪、低胆固醇的食品,如果能学会看一些食品的配料表选择无脂肪、无胆固醇那就更好了。

糖尿病患者的饮食也有三点比较重要。

(1) 减少总热量,尤其对超重或肥胖的患者,应该只吃到七八分饱为止。平时除了正餐之外,应尽量减少糖类的摄入,最好选择低糖或者是无糖的食品。

(2) 减少饱和脂肪酸的摄入,使之占总热量的 7% 以下。合理饮食原则为低脂肪、高蛋白、高纤维。

(3) 有研究表明,"镁"可以使胰岛素抵抗减轻,因此,多吃富含"镁"的食物也有助于预防糖尿病。

关于高脂血症患者的饮食,注意事项更多。首先,虽然脂类是人体不可缺少的物质,但饱和脂肪酸的熔点比较高,在常温下会凝结成半固体状,这类脂肪进入人体,容易在血管壁上沉积,引起动脉粥样硬化,所以不主张大家多吃动物脂肪,高脂血症患者更是不能吃。不饱和脂肪酸多数存在于植物油当中,它的熔点比较低,常温下呈液体状态,经常吃这类油,可以减少动脉粥样硬化的发生,所以主张多吃植物油。一般认为饮食中含不饱和脂肪酸油的量至少应该超过含饱和脂肪酸油的 3 倍,这样才对健康有利。

有必要提一下的是脂类中的胆固醇,它是人体细胞膜和细胞核的重要成分,可见胆固醇也是人体不可缺少的物质。但是,如果胆固醇多了,特别是低密度脂蛋白胆固醇多了,会沉积在血管壁上,形成动脉粥样硬化,成为心脑血管病的罪魁祸首。所以不主张多吃含胆固醇太高的食物,如蛋(尤其是蛋黄)类、动物内脏和没有鳞甲的鱼类(鳗鱼之类)等。主张多吃零脂肪零胆固醇而又富含人体所需营养素的食品,这样对心脑血管的健康有利。

合理的膳食选择

除了饮食上要注意低盐、少糖、低脂的原则外,50 岁以上人群养成饮用酸奶的习惯也是比较合理的膳食选择之一,但是考虑到"三高"的病症,建议酸奶的选择要有讲究,要学会看配料表。另外,还有一些天然的物质可以保护血管,比如鱼油就是一个不错的选择。不仅有助于调节血脂,清理血栓,防止血液凝固,预防脑血栓、脑出血及脑卒中(中风),还能预防老年痴呆症、改善记忆等。深海鱼油中富含的二十碳五烯酸(EPA)与二十二碳六烯酸(DHA)可以平衡过多的 Ω - 6 脂肪酸(植物油中通常大量含有),因此鱼油常被用于改善各种炎症,对高脂血症有改善作用。如果在食品的配料表中添加了鱼油那也应该是有利于 50 岁以上人群血管保健的。

海派中医颜氏内科:人体衰老的奥秘

海派中医颜氏内科很早就提出来"人与血管一起老"以及"气虚血淤是衰老的根本原因"等学术观点。因为血液循行于脉管之中,流布全身,环周不休,而气则升降出入,无器不有,两者并行以供给人体各脏腑组织的营养需要。由于淤血的产生和存在,使脏腑得不到正常濡养,然后才出现脏腑虚衰,精气神亏耗。淤血阻滞,气血失调,造成气的生化作用减退。气化一旦受损,脏腑的生理功能就无法正常发挥,从而加重气血失衡,形成恶性循环,最后脏器功能衰老直至死亡。所以说,人体衰老的奥秘在于"气血失调,气虚血淤"。可以说,淤血实在是导致衰老的因子,因子不除,补之何益?人体进入老年,都有明显的淤血状况存在。例如,色素沉着、皮肤粗糙、老年斑的出现、巩膜混浊等,都是典型的淤血表现。而老年人常见的疾病如动脉粥样硬化、高血压、冠心病、脑卒中(中风)、老年痴呆等都是淤血深化的体现,也是最常见的导致衰老和致死的原因。经过临床证实,应用活血化瘀方法确实可以延缓衰老,而这些研究成果从现代医学的观点来看,主要也是保持了心脑血管健康的缘故。

㉜ 乳腺癌伤口愈合问题面面谈

黄　纲　中医科副主任医师

乳腺癌是女性最常见的恶性肿瘤之一,据统计资料显示,发病率占全身各种恶性肿瘤的 7%～10%。目前,国内乳腺癌的发病率呈逐渐上升趋势,严重影响妇女身心健康,甚至会危及生命。乳腺癌患者出现的常见伤口问题有 4 种情况,即手术伤口愈合不良、化疗药物渗漏、放射性皮肤溃疡、癌性溃疡。对这些伤口处理,中医药结合伤口敷料有独到优势。

手术伤口愈合不良

手术是乳腺癌治疗的主要手段,但部分患者在手术后,伤口没有及时愈合,影响后续治疗,同时也增加患者及家属的心理负担。常见的手术后伤口愈合不良包括切口感染、皮瓣坏死、皮下积液、引流管窦道等。

(1)切口感染:

手术切口的缝线排异、脂肪液化,都可以引起切口感染。应根据手术切口分泌物细菌培养情况选择药物清洗伤口。当创面脓腐较多、稀薄如水、气味腥臭时,可同时选取蒲公英、土茯苓、马齿苋、木槿皮、土槿皮等清热解毒中药浸渍湿敷。必要时可以选用银敷料外敷控制感染。待创面感染得到控制、伤口坏死脓腐组织渐净后、创面残留少量黄白色筋膜样组织时,适量选用祛腐生肌药或水胶体、泡沫敷料以促进伤口愈合。

(2)皮瓣坏死:

首先局部用水凝胶敷料涂抹于坏死组织,并将中药祛腐生肌药膏厚敷,可促进坏死组织与正常组织分离;当坏死组织松动后,修剪坏死组织,此时伤口还会残留部分黄色脓腐组织,可以继续使用祛腐生肌软膏并结合水凝胶敷料使用,使创面鲜红肉芽显露;此时进入生肌长皮愈合阶段,选用伤口敷料与中药软膏合用,当创缘出现白色上皮组织后宜采用垫棉法压迫,防止肉芽水肿。若创面出现水肿肉芽应及时修正,达到"肌平皮长"的目的。

(3)皮下积液:

当出现皮下积液伤口时,不反复探察,不深入皮下擦拭,而选用药物冲洗灌注控制感染;渗出量大,可以结合伤口泡沫敷料使用。我们发现,采用合适的固定缠缚是闭合空腔的关键,可以达到"皮肉相亲"的效果,使空腔由"粘合"到"闭合"。

(4)引流管窦道:

引流管不愈形成窦道后,当脓腐未清时,用祛腐药物进行管道冲洗,促使脓腐外出;等到管道内肉芽组织鲜活、进入生肌愈合阶段时,则先用生肌愈合药物康复新液等冲洗,再置入生肌药物促进愈合;同时使用垫棉压迫法。

化疗药物渗漏

化疗是肿瘤综合治疗的重要措施之一,最大限度地保护患者健侧上肢血管,完成全周期化疗、减轻患者痛苦和化疗药物渗漏风险、提高生存质量,具有重要的临床意义。近年来,随着经外周静脉穿刺中心静脉(PICC)管留置化疗的运用,化疗药物渗漏的风险已经大大降低,但在临床中仍可发现化疗药物渗漏引起的慢性皮肤溃疡。

化疗药物渗漏于血管外,使局部组织发生急性炎症改变,微循环改变,血管通透性增高,细胞受损变质。急性期表现为红肿热痛,慢性期表现为局部组织的渐进性坏死。其红肿疼痛甚至溃烂等证类似于痈疽疔毒,这是因为化疗药物外渗肌肤、损伤脉络、药毒血淤胶着所致。

化疗药物渗漏,积聚于软组织间,局部滞留药物因其强烈的细胞毒性,会造成组织渐进性坏死;同时因化疗患者免疫力低下,体质差,往往继发不易控制的感染,加重组织坏死,扩大范围。因此,早期及时祛除坏死组织是创面愈合的基础。由于肌腱常常外露,要防止肌腱断裂造成肢体功能的障碍。肌腱周围软组织坏死,使肌腱外露并部分失去活性,保守的早期清创治疗很重要。应尽可能保留能作为修复支架的部分,使得肉芽能够穿越肌腱上方将其覆盖,因此在外用药膏时,需要在缺损部位垫棉压迫来刺激肉芽的爬生。创面愈合的时间取决于创面的大小与深度,肌腱残存弹性程度决定了肢体功能的恢复。

放射性皮肤溃疡

在放疗过程中,一旦形成皮炎甚至溃疡,会阻碍进一步的放疗,而且溃疡本身缠绵难愈,日久可能形成放射性骨髓炎甚至局部发生癌变,因此尽快治愈溃疡有重要的意义。局部换药是治疗放射性皮肤损伤的主要治疗方法,对久治不愈或溃疡过深、面积过大者,需要采取外科清创、皮瓣移植等措施。

(1)初期外治要注意保持创面油润:放射性皮肤损伤是由于放射线作用于皮肤而引起的炎症损伤。主要表现为放射野区域内局部皮肤发红、干性脱屑,继而出现渗出、水疱,以及不同程度的上皮剥落甚至溃疡,患者感到明显的灼痛。中医学认为放射线是火热毒邪,放射性皮肤损伤是由于热毒过盛,火毒郁于肌肤,热盛则肉腐,从而产生脱屑、溃疡;热邪伤阴,热毒内郁而见脱屑、热痒;热入营血,血热互结,外发于皮肤而出现红斑;血失濡润,气血凝滞,经络阻塞而致灼痛。传统中医外治当皮肤滋腻渗出较多时,用清凉油或九一丹、生肌散按比例兑入麻油中搅拌,取其混悬物敷布,1 周左右滋痂可脱;若皮肤感干燥不适可用白玉膏涂抹。在临床工作中我们也选用疏网凡士林油纱或水胶体油纱外敷,在保持引流通畅的同时可以促进伤口愈合。

（2）形成骨髓炎要注意祛腐引流畅达:患者局部病灶的创面感染是否得以控制,引流是否通畅,局部病灶内是否有死骨,是首要考虑的问题。疾病初期潮红明显,属于湿热炽盛,用金黄膏四周箍围,疮口用八二丹或七三丹加药线引流;疮周红肿不甚明显,脓腐渐尽,分泌物清稠者,可采用冲和膏外敷,疮口用生肌散。对局部窦道较深、走向复杂的疮口,先行银丝探查,再做窦道造影,以彻底弄清窦道的形状、位置和走行方向,与周围骨的毗邻关系,窦腔内有无死骨、异物等;如有死骨或异物,要行清创术将死骨或异物去除;影像学检查没有发现有明显死骨异物,或死骨异物较小不易取出,窦道较深且走向复杂,用药线引流不能达位的,可将八二丹或七三丹配成混悬液注入窦道,逐渐将窦道内的脓腐组织、小型朽骨异物排出,待脓腐渐尽后改清凉油灌注窦腔,加压绑缚促进窦腔愈合。外用药早期需每天换药,后期应隔天换药,以利窦腔的生长闭合。

癌性溃疡

乳腺癌没有手术或者手术后局部复发形成癌性溃疡,也称为蕈样生长伤口或是恶性侵犯皮肤的伤口,伤口组织表现为真菌样或菜花样,往往发生于患者终末期的最后 6 个月。癌性伤口一般有恶臭、疼痛、渗出、出血四大症状。在临床实践中发现,选用甲硝唑药水冲洗伤口,选用含银敷料覆盖伤口,可以缓解恶臭;保持伤口湿润可以缓解疼痛;选用藻酸盐、泡沫、银敷料可以控制渗出,必要时可以选用造口袋来收集渗液;选用藻酸钙、泡沫敷料可以吸收渗血。治疗目标应定为症状控制,维护和改善生活质量。

33 糖尿病患者如何关爱自己的脚

谢 挺 创面修复科副主任医师

糖尿病患者大约有 1.5% 会发生足部溃疡,足部溃疡经久不愈,继发感染,发生坏疽。糖尿病足的截肢率很高,有报道称截肢率可高达 85%,给患者造成极大痛苦,而通过积极的预防措施,可以降低 40%～80% 的截肢率。在糖尿病足的预防和综合治疗中,足部护理占有特别突出的地位,通过家庭中实施的足部护理,可有效地防止或延缓糖尿病足的发生发展。足部护理的主要内容包括以下方面。

（1）注意局部皮肤变化，观察皮肤的颜色、温度及感觉。如皮肤干燥无汗、弹性差、毛发脱落、皮肤温度下降、皮肤颜色变暗、足背动脉搏动减弱或消失，提示动脉供血不足；如皮肤感觉缺失提示有神经病变。

（2）注意足部的保护，鞋袜要合适，最好选用软底布鞋及棉线袜，穿着以舒适不挤脚为宜，以保证足部血液循环的供应。由于糖尿病患者末梢神经感觉障碍，对冷热等物理刺激反应迟钝，因此冬天注意足部保暖，避免冻伤，用热水袋取暖时，热水袋内水温不超过 60℃，热水袋外面用毛巾套包裹，不可直接触及皮肤，以防烫伤。

（3）注意足部卫生，每晚用 40～42℃ 的温水浸泡双脚 15～30 分钟，洗后用柔软吸水性强的毛巾擦干。消除过厚角质层防止干裂，可涂上植物油按摩，以保持皮肤柔软。

（4）按摩足部以改善微循环。足部按摩每日早、中、晚各一次，每次 10 分钟，动作轻柔，应从趾尖开始向上按摩，有利于血液循环。

（5）修剪趾甲不应太靠近皮肤，以免损伤甲沟皮肤导致感染，应沿着足趾甲平行修剪，不要剪向趾甲边角的深部。有胼胝的患者不要自行处理，应请专业人员帮助处理，避免不适当地应用鸡眼膏或脚癣浸泡液，以免造成足部感染。

减轻病变部位的负重。为了减轻病变局部的压迫，患者应注意卧床休息，不可长时间站立，行走时使用拐杖。患肢水肿者，把患肢抬高 18～30° 以利于静脉回流，减轻水肿。

日常多进行腿部运动，每日适当步行，做到定时、定量、量力而行、持之以恒。对较轻的患者可在护士的指导下，手扶椅子做单腿站立或甩腿运动，不能行走的患者在床上取坐姿位做提足运动，每日 1～2 次，每次至少 20 下。

糖尿病患者足部皮肤常易发生水疱，皮肤水疱易诱发感染和坏疽，一旦出现要积极处理。保持水疱清洁，避免受压，微循环改善后可自行吸收；对严重的水疱，可在无菌操作下抽出渗液。医生建议，出现了类似水疱等糖尿病皮肤早期皮肤损害，应当前往医院，在专业医护人员的指导下进行处理。

有些药踩准点吃

吴 苹 急诊科副主任医师

随着家庭药箱、夜间药房的普及，许多人身体一旦出现不适，就会赶紧吃药，以求快速缓解症状，其实这样并不可取。医学界历来有"用药如用兵"的说法，用药的种类和时间选择有所讲究。有时让一些药"急上阵",反而可能影响治疗,尤其是以下几种药。

（1）退热药。

发热是身体的保护反应,有利于歼灭入侵的病原体。当体温不超过 38.5℃时,一般建议多饮水、敷冰贴、给予温水或酒精擦浴等物理措施降温。超过 38.5℃时应遵医嘱针对病因治疗,合理选用退热药。过早用退热药,不仅可能影响体温变化,掩盖热型、影响诊断,还可能因体温骤降、短时间出汗较多,机体不能适应反而造成虚脱。此外,一旦家长为了及时退热,让儿童服用成人退热药,可能损伤其神经系统、消化系统和血液系统。

（2）止泻药。

受凉、饮食不净等原因都可能引起腹泻,由于起病较急,很多人连忙到小药箱里"调兵遣将",服用药物,反而可能引发危险。其实发病初期,腹泻的排泄物能将体内的致病菌与细菌产生的毒素排出体外,减少对人体的伤害,是一种保护性反应,不应急着用药。临床上曾经发生过肠炎患者自服止泻剂后,肠道内毒素播散、病情加剧从而引发休克的案例。如果肠炎患者同时服用抗生素和肠道微生态制剂,两者会相互削弱彼此的药效。过量服肠道微生态制剂还可能引起便秘。当然,如果细菌性腹泻次数频繁、持续时间过长,出现了脱水,就应遵医嘱服抗生素和纠正脱水后,酌情用止泻药。

（3）止痛药。

生活中发生已明确诊断的头痛、牙痛、肌肉软组织关节痛、女性痛经,可酌情用布洛芬、扑热息痛等缓解症状,但这只能治标。不推荐一痛就吃药,更不主张反复吃。如果身体出现了器质性病变,如胆囊炎、胃溃疡、阑尾炎等,也可能出现急性腹痛,急着用药可能掩盖症状,影响医生判断。

需要提醒的是,患有慢性病者用药更不能太急。例如,老人用降压药不可过猛过急,以免血压骤降;青光眼患者腹痛不能急着吃颠茄片等抗胆碱药,以免眼压升高等。如果这些时候用药太急,可能出现比较严重的后果。

 健康科学巧饮水，结石疼痛远离你

方均燕　肾脏内科主治医师

剧烈的腰痛伴着黄豆大的汗珠和频繁的恶心,使每一位罹患肾结石的人都难以忘怀,并时刻担心着下一次疼痛的不期而遇。那么如何避免受到肾结石的侵扰呢？一个重要的预防手段就是每天保持充足的水分摄入,避免脱水。对于

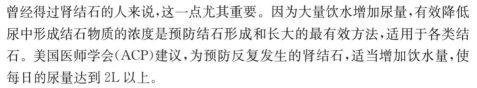

曾经得过肾结石的人来说,这一点尤其重要。因为大量饮水增加尿量,有效降低尿中形成结石物质的浓度是预防结石形成和长大的最有效方法,适用于各类结石。美国医师学会(ACP)建议,为预防反复发生的肾结石,适当增加饮水量,使每日的尿量达到2L以上。

但患者经常会问,"每天应该喝多少水?""我到底该什么时候喝水?""喝什么水?"等问题。下面笔者将一一作答。

我们建议大量饮水,并不是让患者毫无顾忌地拼命喝,因为一味增加饮水量也不能完全保证结石不再复发,而且很多结石患者由于自身疾病原因(如肾功能不全、心功能不全等)也不宜多喝水,因此我们要做到健康、科学"巧"饮水。

首先,"每天喝多少水?"非结石患者,每天喝 2 000 ml 水,保持尿量 1 500 ml。结石患者,每天喝水 2.5～3.0 L 以上,使每天尿量保持在 2.0～2.5 L 以上。不要等到感觉口渴了才饮水,要使主动喝水形成一种习惯。但是特殊时候,如在炎热气候或进行强体力劳动时,液体丢失量增加,所以液体摄入量也应相应增加。肾结石患者到底该不该多饮水,应视结石的大小而定。结石较小的患者,通过多饮水来增加尿量,促使小的结石排出,同时可稀释尿液,防止结石的形成,并能延缓结石增长速度。特别是夏天,天热人容易出汗,多喝水可防止因体内水分蒸发加快而形成的晶体沉淀,对预防结石的形成有较好的作用。相反,若结石直径超过 1 cm,并对泌尿系统造成较大的压力,甚至引起患者肾积水时,就千万不能盲目多喝水了。不然的话,增加的尿量会加重泌尿系统的梗阻,加剧肾积水,甚至导致急性肾损伤。这种情况下,建议患者应及早到医院进行检查、治疗。因此,是否要喝这么多水,还要根据患者的具体身体情况来决定。

其次,什么时候喝水呢?身体在某些特殊时段:如夜间、餐后数小时、肾外体液丢失增多时,由于尿量减少、尿流缓慢,尿液中的草酸钙饱和水平相对较高,钙和草酸与镁与枸橼酸的比例失调明显,泌尿系结石形成的危险性最大。因此,大量饮水的时间必须是:餐后 3 小时内,临睡前及睡眠中,应该督促患者坚持在午夜起床排尿后饮水一次,以降低尿饱和度。建议结石患者在家中自行测量尿的比重,使尿的比重低于 1.010 为宜,以达到并维持可靠的尿液稀释度。

最后,"喝什么水"?关于饮水的种类,一般认为以草酸含量少的非奶制品液体为宜。至于究竟应该饮用硬水还是软水意见不一致。我们建议喝中性水,白开水、纯净水、矿泉水作用一样。某些广告宣传的有"特别功效的水"通常只是噱头,没有科学依据。可以喝些淡茶水、橙汁、柠檬水。茶水有利尿作用,但应避免喝浓茶,因其含有较多草酸。奶是非常好的健康食品,可以补充蛋白质、钙质,结石患者可以喝牛奶,但不宜过多且不宜睡前喝奶,奶含钙较多,临睡前饮用,尿液浓缩,可使尿中钙的浓度急剧增高,容易生成结石。少喝可乐也能减少患上肾结石的风险,有研究发现放弃饮用碳酸饮料——尤其是以磷酸化的可乐,肾结石复发的风险下降了约 15%。

尿路结石是可以预防和治疗的。只要健康、科学"巧"饮水,结石疼痛就会远离你。要定期到医院检查,做到早发现、早治疗,那么肾结石对健康的影响就可以大大降低,也就不会是什么可怕的"多变杀手"了。

36　得了痛风，毁了肾脏

王应灯　肾脏内科副主任医师
仙淑丽　肾脏内科主治医师

痛风(gout),该病名早在古籍《医略六书》就被正式提出,而今随着经济的迅速发展和居民饮食结构的改变,加上缺乏适量的体力活动,痛风和高尿酸血症的发病率在我国直线上升,且呈现年轻化趋势。根据近年各地高尿酸血症发病率的报道,保守估计,目前我国约有高尿酸血症患者 1.2 亿,约占人口总数的9.0%。

人们不禁要问:什么是高尿酸血症? 而痛风又是咋回事? 得了痛风该怎么预防和治疗? ……下面我们就来谈一谈人们对于痛风认识上的误区及有关的疑问。

高尿酸血症就是痛风吗

随着生活水平的提高,人们的健康意识不断增强,定期体检成了常态。有些人拿到体检报告一看:血清尿酸增高。就想:哎呀,我得痛风了! 那到底高尿酸血症是不是就是痛风呢? 答案是否定的。

高尿酸血症(HUA)是指在正常嘌呤饮食状态下,非同日两次空腹血尿酸水平男性高于 $420\ \mu mol/L$,女性高于 $360\ \mu mol/L$。这个浓度是尿酸在血液中的饱和浓度,超过此浓度时,尿酸盐即可沉积在组织中,造成痛风组织学改变。痛风是因关节内尿酸结晶沉积而导致关节剧痛和发炎的一种疾病。这些结晶的生成是由于血中尿酸浓度异常增高所致。尿酸来自于体内细胞的正常分解并经肾脏排泄。如果肾功能不良或者机体产生的尿酸过多,血液中的高浓度尿酸就会引起关节内的结晶沉积。所以高尿酸血症不是痛风,但高尿酸血症患者发生痛风的可能性,大致和血清尿酸水平增高的程度成正比。

所以对于无症状性高尿酸血症患者,不能放任其不管,应积极寻找高血尿酸的原因和相关因素并加以改正或避免,如利尿药、降压药、化疗药及肾病、血液

病、糖尿病、高血压、血脂异常等，同时应避免肥胖、高嘌呤及高热量饮食、酗酒等不良生活习惯。

什么样的关节痛才是痛风

有些老年人，时有关节疼痛，那他是得了痛风吗？其实不尽然。痛风的发作有其自己的特点：急性发作（也称为急性痛风性关节炎）没有预兆，常在夜间突然发生，且疼痛部位集中，程度剧烈，同时受累的关节表现为发红、发热和肿胀，局部皮肤发亮，触痛明显。痛风最常侵犯大趾根部的关节，但也常见于膝、腕、手指和肘关节等。大多数痛风会复发。最初偶尔发作，常侵犯一个关节，持续几天，后症状完全消失，直到下次发作。但是，随着发作次数的增多，症状会持续更久，受累的关节更多。随着多个关节同时受累，痛风会发展为慢性（长期性）疾病。

所以如果只是单纯关节疼痛，受累关节无明显红肿发热，或者疼痛位置不集中、累及多个关节，往往不是痛风发作。

痛风的危害是什么

痛风性关节炎多为自限性，在1～2周内自行缓解；反复发作的关节炎会遗留慢性关节疼痛。暂时的痛楚往往引不起患者重视，而痛风的危害在于长期反复发作引起的关节破坏及高尿酸血症相伴的代谢紊乱综合征，如肥胖、高血脂、血糖异常，显著加重动脉粥样硬化的发展，使痛风患者心肌梗死、脑卒中等发生率显著增高。最为重要的是尿酸盐结晶沉积于肾脏引起肾功能损害。

如何早期发现痛风呢

对人群进行大规模的血尿酸普查可及时发现高尿酸血症，这对早期防治痛风有十分重要的意义。如无条件进行大规模血尿酸检测的情况下，至少应对下列人员进行血尿酸的定期检测：①60岁以上的老年人，无论男、女及是否肥胖。②肥胖的中年男性及绝经期后的女性。③糖尿病、高血压、动脉硬化、冠心病、脑血管病（如脑梗死、脑出血）患者。④原因未明的关节炎，尤其是中年以上以单关节炎发作为特征的患者。⑤肾结石，尤其是多发性肾结石。

痛风该如何进行治疗

有些患者因关节痛到医院就诊，医生给他的诊断是：痛风急性发作，开了药吃了1周，关节不痛了，就自行停药，也没定期随访，结果没多久痛风又发作了。所以痛风的治疗应该是在医生指导下正规治疗。

在痛风发作时，治疗目的是控制发作，以止痛为主，降血尿酸药物暂停使用。

最快在 24 小时内可以控制痛风发作,最迟一般来说不超过 2 周。常用药物包括:非甾体类抗炎药(有英太青、芬必得、西乐葆、安康信等)、秋水仙碱、强的松等。

痛风发作停止后,即称为痛风发作的间隙期,治疗目的是降血尿酸。常用药物包括:别嘌呤醇、立加利仙等。

平时应注意饮食控制(低嘌呤饮食)、碱化尿液(小苏打片)、多饮水。

治疗并发症和合并症:如有肾损害者和有尿路结石者应给予相应的治疗,合并高血压、糖尿病、冠心病、肥胖症、高血脂、动脉硬化等应给予相应的治疗。

最好选择中西医结合调治,可有效减轻西药的毒副作用,增强嘌呤代谢和尿酸排泄,长期稳定尿酸水平。特别需要指出:降尿酸药物不能随意停止,需在医生指导下逐渐减量或者停药,即使停药后仍要定期随访血尿酸水平。

降尿酸药物可以长期服用吗

对于降尿酸药物,人们总是有这样的误区:是药三分毒! 降尿酸药物更是"毒中之王",去看看它们的说明书就知道了,所以这类药物能少吃就少吃。的确,降尿酸药物中苯溴马隆有可能导致肾结石,严重肾功能不全者禁用,对别嘌呤醇严重过敏者,可出现致死性剥脱性皮炎,秋水仙碱大剂量服用可造成肝肾功能损害……看到或者听到这些不良反应,人们的顾虑就来了:既然这些药这么"毒",那我们能不吃就不吃,能少吃就少吃。其实,只要在医生指导下用药,完全不用担心。医生会根据患者具体情况权衡利弊,安全用药。有些痛风患者长期或者终身服用降尿酸药物,也没有出现上述不良反应,并且现在制药科技不断改进,新型制剂不断推出,不良反应也已经越来越小。

痛风可以治愈吗

非常肯定地说,痛风不能治愈,但可以控制和预防。首先要饮食控制,不良饮食习惯是诱发痛风发作的罪魁祸首,所以痛风患者要控制饮食及改善自己的生活习惯,具体如下:

应供给足量的碳水化合物和脂肪。如对心肾无不利影响,应多饮水,以及一些利尿的降酸茶。

烹调方法多用烩、煮、蒸、余等,少用煎、炸、熬方法。食物应尽量易消化。

多选用富含维生素 B_1 及维生素 C 的食物。可用食物:米、面、馒头、牛奶、鸡蛋、水果及各种植物油。

蔬菜除龙须菜、芹菜、菜花、菠菜、香菜外,其他均可食用。

蛋白质可根据体重，按照比例来摄取，1公斤体重应摄取0.8克至1克的蛋白质，并以牛奶、鸡蛋为主。如果是瘦肉、鸡鸭肉等，应该煮沸后去汤食用，避免吃炖肉或卤肉。少吃脂肪。

禁用动物内脏、鱼籽、骨髓、沙丁鱼、牡蛎、小虾皮、鲭鱼、淡菜、肝、肾、脑、蛤蜊、蟹、鱼、肉汤、鸡汤、豌豆、扁豆、蘑菇、各类海鲜等，各种强烈的调味品及加强神经兴奋的食物如酒、浓茶、辣味品等。在这里需特别强调下，痛风患者可适量食用豆腐、豆皮及豆干等，不宜食用整粒豆子和豆浆。

保持理想体重，超重或肥胖就应该减轻体重。不过，减轻体重应循序渐进，否则容易导致酮症或痛风急性发作。

若单靠饮食不能控制痛风发作同时合并高尿酸血症者，可在医生指导下，服用降尿酸药物。

肾脏内科医生不会治疗痛风

医学教科书上"痛风"是归入风湿系统疾病中的，所以很多人包括部分医务人员都到风湿免疫科去看痛风，其实肾脏内科才是治疗痛风的主要科室。为什么这样说呢？

首先，痛风的诊断基于临床表现及血清尿酸水平，血清尿酸是肾功能生化检验中的一项，而肾脏内科医生看得最多的化验报告就是肾功能检查报告。

其次，降尿酸药物在肾功能不全患者中应用需十分谨慎，用药不得当，有可能会加重肾功能损害，而肾脏内科医生对肾功能不全患者如何用药十分熟悉，自然会同时兼顾药物疗效及肾功能的保护。

还有最重要的一点，肾脏内科医生"爱肾如命"，他们认为肾脏就是人们的第二生命，他们每天都在想尽办法去保护患者的肾功能，对痛风患者，他们想到的不仅是控制痛风的发作，还要减少痛风反复发作引起的远期后果。

所以，肾脏内科医生完全有能力治疗痛风，同时还擅长保护患者的肾功能，故去肾脏内科治疗痛风，有百利而无一害。

总之，得了痛风不可怕，痛风虽然不能治愈，但它也不是洪水猛兽，只要做到"管住嘴、减体重、多饮水、勤运动、听医生、把药用"，相信痛风一定可以被预防和控制。千万别到"得了痛风，毁了肾脏"的地步再去就诊，到时悔之晚矣！

37 慢性病患者，出游服药有讲究

王彧杰　药剂科主管药师

金秋时节，外出旅游，慢性病患者要带好日常服用的药品，也要了解在旅行途中服用药品的讲究。

服药时间需规律

在旅行途中为了不错过每一次服药的时间，建议患者可在手机上设置闹钟，提醒自己按时服药。

长期服药的高血压、糖尿病患者，若出行前血压血糖控制良好，出行后可根据当地的时间服用药物。因为长期服用药物的患者，药物在体内有稳定的浓度，当调整给药间隔后，虽然会引起药物浓度的变化，但随着新的用药规律建立，会重新达到稳定的药物浓度。血压血糖控制不佳的患者，最好调整行程，待控制平稳后再出游。若无法更改行程，应在旅途中监控血压与血糖变化，必要时及时就医。

服用丙戊酸钠、卡马西平、环孢霉素、他克莫司等需监测血药浓度的患者，最好在出行前1～2周去医院就诊一次，告知医生出行计划，听取医生建议并调整相应的服药时间。临行前再次就诊，检测药物浓度，确保药物达到合适的治疗浓度。

服用华法林的患者，如果出国，可以在国外按当地时间服药。而在出国前的最后一次服药与到国外后第一次服药间，需要加服华法林。加服华法林后保持2次服药间隔介于24～48小时。长期服用华法林的患者，体内药物浓度相对稳定，暂时延长给药间隔对治疗影响较小。但若在调整过程中缩短给药间隔，可能引起体内药物浓度升高，从而增加出血风险。因此，调整给药时间时，不建议缩短给药间隔。

服用甲状腺素钠的患者，在国外也可按当地时间服用，在调整给药间隔时，可根据症状逐量调整。

送服药品需用温开水

旅途中服药时，仍建议用温开水送服。因此，建议服药患者旅途中常备温开水或纯净水。

药品存放需注意防潮、防高温

出行前，应再次仔细阅读药品说明书，看清药品的存放要求，最好将药品说明书也一同放入行李箱。旅途中遇到药物不良反应或者其他问题，可及时阅读说明书，了解情况。

由于冷藏药品在旅途中使用非常不便，因此建议在出行前咨询医生，告知出行安排，询问是否可以换药。若无替代药物，应备好冰袋，到达目的地后尽早放入冰箱冷藏。

此外，旅行小药盒也是患者应常备的。但在出行前将药物装入药盒时，应注意尽量保存每粒药片外的铝塑包装。因为目前常用的铝塑包装纸具有避光和防潮的作用，一旦拆除了铝塑包装后放入旅行药盒，就不能很好地起到避光和防潮的作用。

在整理旅行包时，最好不要将药品和潮湿的毛巾放在一起。

服用应急药品时需仔细阅读说明书

患者若在旅行途中出现感冒、腹泻、过敏等症状，需服用应急药品时，首先应仔细阅读药品说明书。看清用法用量、禁忌证、注意事项、相互作用和不良反应的内容。

上述四大用药注意事项是在旅行前及旅行中需要注意的。患者如果在旅行中出现意外情况，严重时应及时就医。就医时，应告知医师药物过敏史及目前使用的药物情况，以便医生选择合适的药物进行治疗。

此外，对于服用药物的患者，旅行途中也应注意饮食影响药物疗效的问题。对以前未吃过的食物，应尽量避免，若想品尝也应以"品"为主。特别是西柚汁，因为其与许多药物存在相互作用，不建议饮用。

38 春季吃"豆"营养好

陈洁文 营养科副主任医师

豌豆、蚕豆、四季豆、豇豆这4种豆营养都有啥不同？各有哪些特色？嫩豆和老豆之间营养有差别吗？以下是营养成分分析清单，我们一起来看一看：

豌豆：富含人体所需的各种营养物质，含蛋白质20％～24％，碳水化合物50％以上，还含有脂肪、多种维生素、止杈酸、赤霉素和植物凝素等物质，可以增强新陈代谢、提高机体的免疫功能。其含有较为丰富的膳食纤维和维生素C。

蚕豆：它是提供蛋白质、糖类、矿物质和维生素的重要资源，蛋白质高达30％，是豆类中仅次于大豆的高蛋白作物，且不含胆固醇，可以提高食品营养价值。其含碳水化合物 48.5%,脂肪 1.5%(其中不饱和脂肪酸占 88.6%),钙、磷、铁和 B 族维生素的含量都比其他粮食高。但蚕豆含有的蚕豆嘧啶和伴蚕豆嘧啶,会使缺乏葡萄糖-6-磷酸脱氢酶的人发生"蚕豆病",从而出现黄疸、血尿、发热与贫血等。

四季豆:富含蛋白质和多种氨基酸,常食可健脾胃,增进食欲。四季豆含有丰富可溶性纤维、维生素 A、维生素 C、维生素 K、铁、钾、镁,故四季豆能很好地稳定血压、减轻心脏的负担;能增加骨质疏松患者的骨密度,降低骨折的风险;非常适合需要补铁的人群。四季豆含有许多抗氧化剂和胡萝卜素,对风湿性关节炎导致的感染是很好的"消炎"食材。其血糖生成指数比较低、很适合糖尿患者食用。夏天吃四季豆有消暑、清口的作用。

豇豆:其能提供易于消化吸收的优质蛋白质,适量的碳水化合物及多种维生素、微量元素等。其所含 B 族维生素能维持正常的消化腺分泌和胃肠道蠕动的功能,可帮助消化,增进食欲;磷脂有促进胰岛素分泌、参加糖代谢的作用,是糖尿患者的理想食品。

经过加工的干豆虽然营养丰富但难以消化,胃肠功能不好的老人或孩子食用后多数会腹胀、放屁。时令性嫩豆含有胡萝卜素和维生素 C 等,容易消化吸收,可减少胃肠负担。从这点来看,建议春夏多吃新鲜豆子。

㉟ 黑木耳怎样吃更健康

张美芳　营养科主任营养师

随着生活水平的提高、饮食健康意识的增强,人们越来越注重具有养身保健作用的食疗。

众所周知,黑木耳是一种很好的食材,但怎样吃有不同的说法。有人赞成沸水焯后凉拌吃,营养流失少;有人说长时间煮烂后吃,老年人更容易吸收。到底怎样吃更好呢?

"素中之荤"黑木耳

木耳是一种珍贵的药食同源的真菌,它味道鲜美、营养丰富,含有丰富的蛋白质、铁、钙、维生素、粗纤维,被营养学家誉为"素中之荤"和"素中之王"。

近代医学研究表明,黑木耳在人体保健方面有许多重要功能。木耳不仅有补气益肺、活血补血功能,还有增强机体抗肿瘤的免疫功能,可预防多种癌症。长期食用,既可以满足人们对美食的需求,又可预防和减缓高血压和高血脂等

"富贵病"。因此,黑木耳越来越受到消费者的喜爱。

黑木耳怎么吃更营养

黑木耳的吃法有很多,沸水焯后凉拌吃和长时间煮烂后吃,这两种吃法均可。但对于老年人,我们更推荐长时间煮烂吃。因为老年人若未煮熟嚼烂,直接"囫囵吞枣"将黑木耳吃入腹中,它的润肠利便作用对腹泻体质者不太适合。

黑木耳中的活性成分木耳多糖具有抗氧化、防治动脉粥样硬化、降血脂、抗血栓、提高免疫力和抑制癌细胞等作用,它是否会因长时间高温烹煮被破坏呢?答案是否定的。事实上,在食品工艺中就是利用长时间高温水浴法提取黑木耳多糖的。需要注意的是,黑木耳经过高温烹煮后,才能提高膳食纤维及黑木耳多糖的溶解度,有助于吸收利用。所以黑木耳一定要煮熟,不要泡水发起后就直接食用。

虽然黑木耳好处多多,但患有出血性疾病的患者要慎食。如手术及拔牙前后,咯血、便血、鼻出血、脑出血(中风)等患者。

还有一点需要注意的是,我们常说蔬菜要吃新鲜的,但黑木耳可不能吃新鲜的,原因是新鲜木耳中含有一种卟啉类光感物质,若食用后,会引起皮肤瘙痒、水肿,严重者还可致喉头水肿,导致呼吸困难。因此吃黑木耳千万不可贪"鲜"哦!

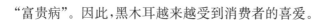 40 吃对果蔬稳血糖

张美芳　营养科主任营养师

对于"糖友们"而言,总是存在一个矛盾,那就是什么都想吃又什么都不敢吃,有时连蔬菜水果也不敢吃,其实他们有些时候是多虑了。那么怎样才能"吃对果蔬稳血糖"呢?

首先,我们来谈谈水果,"糖友们"选择水果通常单凭口感来判断。其实这样是不够的,我们在选择水果时应该结合水果的含糖量和血糖指数。那么什么是血糖生成指数呢? 简单来说血糖指数越低,它对餐后血糖的影响就小。从下表中我们可以看到一些水果虽然含糖量低但血糖指数却比较高,反过来有的水果虽然含糖量高,但血糖指数却比较低。因此,将两者结合才是选择水果时的明智选择,这就说到了血糖负荷,它是指血糖指数与所摄入的食物含糖量的乘积。举个例子,西瓜的含糖量挺低,为 5.8 g/100 g,但是它的血糖指数高达 72%,按吃

100 g 算,它对血糖的负荷是 4.2,相反,樱桃含糖量(9.9 g/100 g)虽然比较高,但由于血糖指数很低(22%),吃 100 g 的话它对血糖的负荷是 2.2。人们通常会觉得菠萝酸酸的,含糖量应该不高,但其实菠萝的含糖量及血糖生成指数都较高,不太适合糖尿病患者食用。

水果含糖量及血糖指数一览表

名称	含糖量 (g/100 g)	血糖指数 (%)	名称	含糖量 (g/100 g)	血糖指数 (%)
西瓜	5.7～8.1	72	橙子	11.1	—
木瓜	7.0	—	柑橘	11.9	43
草莓	7.1	—	桃子	12.2	28
芒果	8.3	36	梨	13.3	36
李子	8.7	24	苹果	13.5	36
杏	9.1	—	猕猴桃	14.5	52
枇杷	9.3	—	荔枝	16.6	—
柚子	9.5	25	柿子	18.5	—
樱桃	10.2	22	石榴	18.7	—
葡萄	10.3	43	香蕉	22	52
菠萝	10.8	66			

对于血糖控制稳定的糖友而言,通常每天可以吃 150～200 g 含糖量低、血糖指数低的新鲜水果,水果体积相当于一个拳头的大小。另外,吃水果的时间最好选在两餐之间、饥饿时或者体力活动之后,作为能量和营养的补充,可选在上午 9 点半左右、下午 3 点半左右、晚饭后 1～2 小时或临睡前。不提倡餐前或饭后立即吃水果,以避免一次性摄入过多的碳水化合物,致使餐后血糖过高,加重胰腺的负担。

蔬菜的品种很多,不同蔬菜的营养价值相差较大,通常而言,深色叶菜中含有更多的维生素、矿物质、植物化合物及膳食纤维。膳食纤维可延缓肠道对糖及脂肪的吸收,可改善血脂异常、提高机体对胰岛素的敏感性并增加饱腹感,所以糖友们应多吃蔬菜。另外冬瓜、番茄、黄瓜等体积大热量低的瓜茄类蔬菜,亦可改善饥饿感。中国居民膳食指南推荐一般健康人每天应该吃 300～500 g 蔬菜,糖尿病患者每天蔬菜量应达到 500 g 以上。建议选择新鲜和应季蔬菜,深色蔬菜应占到一天蔬菜量的一半以上,每餐应当有 1～2 种蔬菜,其中一碟为深绿色蔬菜或红黄色蔬菜,还应注意十字花科类蔬菜如西兰花、甘蓝等以及菌藻类的摄入。像土豆、芋艿、山药之类的蔬菜许多病患不敢吃,其实糖友们完全可以吃,但须注意含碳水化合物(糖)高的蔬菜应与主食进行交换。比如土豆含糖量较高

(17.2 g/100 g),如果想吃完全可以用半两米饭换 110 g 土豆,还有些患者认为卷心菜吃上去甜甜的不敢吃,这也是不对的,其实它碳水化合物的含量倒是比较低的(2.4 g/100 g)。

总结一下糖尿病患者选择蔬菜的原则:碳水化合物高的蔬菜替代主食食用,碳水化合物低的蔬菜多多选用。

那么采用怎样的烹调方式比较好呢? 一般而言还是凉拌比较好,这样可以最大限度保留蔬果中的维生素、矿物质等营养素,可选用醋、麻油、橄榄油等进行拌制,这样也可减少炒菜时烹调油的使用量,对总摄入能量的控制也有一定帮助,但须注意食品卫生,加工处理时应先洗后切以防止过多的营养素流失。对于那些不能凉拌的菜,相对于水煮而言(大量水溶性维生素的损失),急火快炒也是一种较好的方式,须注意盐尽量后放,否则,菜不仅不容易熟,还会出现较多菜汁增加维生素和矿物质的流失,胡萝卜中含有较多的 β 胡萝卜素,是脂溶性维生素,用油炒来吃可促进人体对脂溶性维生素的吸收。另外我们要注意在将蔬菜榨汁时,最好采用搅拌机捣碎,把蔬菜汁连同菜渣一同食用,这样可以最大限度地保留蔬菜中的膳食纤维。

总之,想要"稳"住血糖,勿忘吃对蔬果!

41 《新版膳食指南》概况

营养科

《膳食指南》是一部官方且权威的饮食指导手册,旨在"教会您合理选择食物,科学搭配食物,吃得营养,吃得健康,从而增强体质,预防疾病"。自 1989 年我国发布了《第一版中国居民膳食指南》,其后根据我国居民食物消费、膳食营养的变化,以及存在的主要营养和健康问题,紧密结合当下的生活方式,基本每十年对其进行一次修订。2016 年 5 月 13 日,《第四版膳食指南》终于和大家见面了。中国疾病预防控制中心马冠生教授指出,此次《膳食指南》虽然内容上没有颠覆性的变化,但参考了世界卫生组织关于《指南》的修订程序,修订过程更加规范、更加科学,采用循证的方法,依据营养健康领域的新研究、新发现,对《膳食指南》的内容进行论证,总结出了有关食物消费、饮食行为等和健康关系的相关证据。那么《新版膳食指南》与上一版究竟有何不同呢?

第一,为了方便民众记忆且易于实施,《新版膳食指南》在条目上由上一版的10 条缩减为 6 条

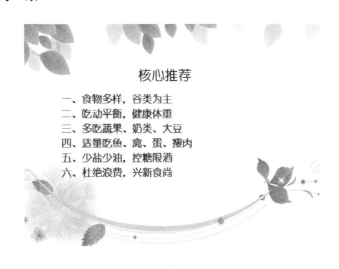

核心推荐

一、食物多样,谷类为主
二、吃动平衡,健康体重
三、多吃蔬果,奶类、大豆
四、适量吃鱼、禽、蛋、瘦肉
五、少盐少油,控糖限酒
六、杜绝浪费,兴新食尚

第二,每一条核心推荐下都有数条关键推荐

每一条核心推荐下都有 4～6 条关键推荐,关键推荐是对核心推荐的一个补充,它从实际出发教会大家如何做到核心推荐,并对如何做到每一条核心推荐给出了一个具体的量化指标供参考,如每天至少吃 12 种食物,每周 25 种以上;每周至少进行 5 天中等强度的身体活动,累计 150 分钟以上;减少久坐时间,每小时起来动一动等。

第三,覆盖人群更广

《新版指南》由《一般人群膳食指南》、《特定人群膳食指南》和《中国居民平衡膳食实践》3 个部分组成。《一般人群膳食指南》是针对 2 岁以上所有健康人群所提出来的,而上一版的一般人群年龄限定在 6 岁以上,这次扩大了一般人群的范围。《特定人群膳食指南》是在《一般人群膳食指南》的基础上提出的具体指导建议,除了以往针对孕妇、乳母、2 岁以下婴幼儿、2～6 岁学龄前儿童、7～17 岁儿童青少年、老年人群外,新版还特别增加了《素食人群的膳食指南》。

第四,在膳食宝塔的基础上额外增加了两个可视化图形——平衡膳食餐盘及儿童膳食算盘

中国居民膳食宝塔,是膳食指南的主要图形,它由 5 层构成,每一层表示一类的食物,并标出了每一类食物的推荐摄入量范围。平衡膳食餐盘则是将我们一餐中各类食物的合理构成比例直观地展现出来。儿童膳食算盘则是希望形象地给儿童一个份的认识,让他们知道哪类食物应多吃,哪类食物应少吃。这 3 个图形各具意义,互为补充。

中国居民平衡膳食宝塔 (2016)

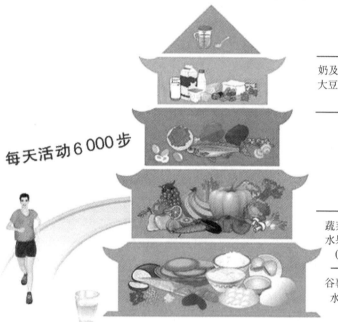

盐 <6 g
(旧版 6 g)
油 25~30 g

奶及奶制品 300 g
大豆及坚果 25~35 g
(旧版 30~50 g)

畜禽肉 40~75 g
(旧版 50~75 g)
水产品 40~75 g
(旧版 75~100 g)
蛋 类 40~50 g
(旧版 25~50 g)

蔬菜类 300~500 g
水果类 200~350 g
(旧版 200~400 g)

谷薯类 200~400 g
水 1 500~1 700 ml
(旧版 1 200 ml)

每天活动 6 000 步

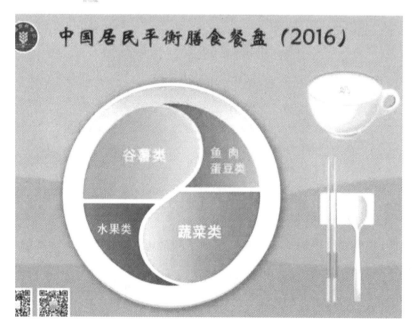

中国居民平衡膳食餐盘 (2016)

谷薯类　鱼 肉 蛋豆类　水果类　蔬菜类

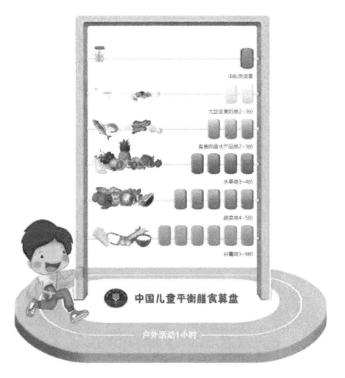

中国儿童平衡膳食算盘

第五，推荐量的变化

"四降一升"：四降——水果、动物性食品、大豆和盐的推荐量下降；一升——饮水的推荐量增加。蔬菜、奶类和油的推荐量不变。水果由上一版的200～400 g/d，减少为200～350 g/d，动物性食物由上一版推荐的每天摄入畜禽肉50～75 g，水产品75～100 g，均减少至40～75 g/d，豆类及坚果由上一版的30～50 g/d，减少至25～35 g/d，盐则从上一版的6 g/d减至小于6 g/d。饮水的推荐量则从1 200 ml/d增至1 500～1 700 ml/d。中国营养学会理事长杨月欣指出："之所以有这样的调整其一是因为2013版中国居民膳食营养素参考量中能量和蛋白质的下调，将其落实到具体食物上推荐量就发生了一定的变化。二是根据国内外对于食物和营养健康的关系的最新理论成果，比如说什么食物对健康长期有效，什么食物长期多摄入是不好的，结合这个我们调整了摄入量。"

第六，首次强调了饮食文化

《新版膳食指南》在上一版饮食行为指导的基础上，还特别增加了"珍惜食物，按需备餐，提倡分餐不浪费"、"多回家吃饭，享受食物和亲情"、"传承优良文化，兴饮食文明新风"等文化倡导建议。中国营养学会理事长杨月欣指出："吃饭不是一个人的事，是整个社会的事，希望整个社会来兴新食尚，来减油减盐，来平衡膳食、合理搭配，以营养导向来影响生产提供。"

42. 《新版膳食指南》第一条解读
——食物多样，谷类为主

营养科

"食物多样"是平衡膳食模式的基本原则，而"谷类为主"则是平衡膳食的基础。《新版膳食指南》依旧将"食物多样，谷类为主"作为了首条，其重要性可见一斑。为了让广大市民更好地理解其精髓，本文将对其作一深度解读。

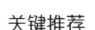

关键推荐

（1）每天的膳食应包括谷薯类、蔬菜水果类、畜禽鱼蛋奶类、大豆坚果类等食物
（2）平均每天摄入12种以上食物，每周25种以上
（3）每天摄入谷薯类食物250~400g，其中全谷物和杂豆类50~150g，薯类50~100g
（4）食物多样、谷类为主是平衡膳食模式的重要特征

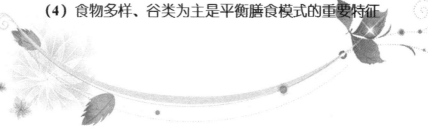

我们都知道"民以食为天"，"吃"永远不可能成为人们可以逃避的行为。在各种慢性病的发病风险不断增加的今天，如何健康地"吃"显得愈发重要。人类需要的基本食物一般可分为谷薯类、蔬菜水果菌藻类、畜禽鱼蛋奶类、大豆坚果类和纯能量食物五大类。这些食物为我们提供了人体必需的40余种营养素。

首先，让我们一起了解一下这五大类食物的各自营养特点。

谷薯类含有丰富的淀粉、膳食纤维及维生素和矿物质。其中谷类是膳食中

B族维生素的重要来源；薯类还含有丰富的胡萝卜素和维生素C及钙、磷、镁、钾等。由于谷类是我国人民传统主食，并且它是提供人体所需能量的最重要、最经济的食物来源，在保障儿童青少年生长发育、维持人体健康方面发挥着重要作用，"谷类为主"是中国人平衡膳食模式的重要特征，也是平衡膳食的基础。因此指南推荐应以"谷类为主"。

蔬菜、水果和菌藻类富含维生素、矿物质、膳食纤维和有益健康的植物化合物。除此之外，蔬果中还含有机酸、芳香物质和色素等成分，能够增进食欲，帮助消化，促进人体健康。

鱼、禽、蛋、瘦肉含有丰富的优质蛋白质、脂类、维生素A、B族维生素、铁、锌等营养素。奶类富含钙也是优质蛋白质和B族维生素的良好来源。

大豆也富含优质蛋白质、必需脂肪酸、维生素E，并含有大豆异黄酮、植物固醇等多种植物化合物。坚果富含脂类、多不饱和脂肪酸和蛋白质等营养素，是膳食的有益补充。

纯能量食物包括动植物油、淀粉、食用糖和酒类等，主要提供能量。

由此可见，不同食物中的营养素的种类和含量不同。没有任何一种食物（除供6月龄内婴儿的母乳外）可以满足人体所需的能量及全部营养素。因此，只有做到日常饮食食物多样化，才有可能达到平衡膳食，满足人体对能量和各种营养素的需要。

"食物多样，谷类为主"的基本膳食原则不能只是"纸上谈兵"，下面讲讲在日常生活中我们应该如何去"操练"。

《新版膳食指南》指出，除了烹调油和调味品外，中国居民平均每天应摄入12种以上，每周应摄入25种以上的食物，以达到"食物多样"的目的。若量化一日三餐的食物"多样"性，《中国居民膳食指南》修订专家委员会副主任委员杨晓光建议"谷类、薯类、杂豆类的食物品种数平均每天3种以上，每周5种以上；蔬菜、菌藻和水果类的食物品种数平均每天4种以上，每周10种以上；鱼、蛋、禽肉、畜肉类的食物品种数平均每天3种以上，每周5种以上；奶、大豆、坚果类的食物品种数平均每天有2种，每周5种以上。按照一日三餐食物品种数的分配，早餐至少摄入4~5个品种，午餐摄入5~6个食物品种；晚餐4~5个食物品种；加上零食1~2个品种。"

在我们做到了膳食食物多样化后，又应该如何实现"谷类为主"呢？

第一，要保证"总量"达标，指南推荐"每天摄入谷薯类食物250~400 g"。

第二，要做到"粗细搭配"，经常吃一些粗杂粮（小麦、大麦、燕麦、黑麦、黑米、玉米、裸麦、高粱、青稞、黄米、小米、粟米、荞麦、薏米等）和全谷类食物（未经精细化加工或虽经碾磨/粉碎/压片等处理仍保留了完整谷粒所具备的胚乳、胚芽、麸皮及其天然营养成分的谷物）。指南推荐"全谷物和杂豆类 50～150 g，薯类 50～100 g。"因为全谷物、薯类和杂豆与精制米面相比，含 B 族维生素、矿物质、膳食纤维、脂肪酸较多，而血糖生成指数较低，低血糖生成指数的食物对于维持餐后血糖的稳定性及防治肥胖具有重要意义，同时还有助于改善血脂异常，降低 2 型糖尿病、心血管疾病、结直肠癌等慢性病的发病风险。值得注意的是粗粮占主食摄入的 1/5～1/3 左右即可，过多摄入可增加胃肠道的消化负担，还会因植酸、膳食纤维的过量摄入阻碍矿物质的吸收，因此粗粮摄入不可过多，更不能完全替代精白米面。为做到谷类的粗细搭配可以在白米饭中加入适量的燕麦粒、小米、黑米等，平时还可采用各种不同的烹调加工方法将谷物制作成不同口味、风味的主食，这样既可丰富谷类食物的选择，也易于实现谷类为主的膳食模式。

第三，日常饮食每餐都应保证有主食类的食物。如在外就餐，建议先点主食或蔬菜类，就餐时，主食和菜肴同时上桌，以免在就餐时主食吃得很少或不吃主食的情况。

"食物多样，谷类为主"既可以为我们提供人体所需的各种必需营养素，又有利于降低很多慢性病的发病风险，平衡膳食从"此"开始，让我们健康地"吃"吧！

 ## 43 《新版膳食指南》第二条解读——吃动平衡，健康体重

营养科

翘盼已久的《新版中国居民膳食指南》终于面世了。为了让广大市民更好地理解《新版膳食指南》的精髓，本文将重点围绕指南的第二条"吃动平衡，健康体重"作一个深度解读。

首先我们来解释一下何谓健康体重？你的体重除了脂肪所占的比例外还有"瘦体重"，即肌肉、皮肤、骨骼等非脂肪组织的重量，健康体重是指你的体质指数在 18.5～23.9，体重构成的各组分比例恰当，尤其是脂肪所占体重的比例不可过多。吃动两平衡是要求大家做到能量的摄入和消耗平衡。若能量摄入不足或消耗过多会造成低体重和营养不良；若能量摄入过高或消耗过少会导致体重超重甚至肥胖，从而增加高血压、糖尿病及高脂血症等疾病的风险。因此为了保持合理健康的体重必须通过合理的"吃"和科学的"动"来实现。下面重点讲讲如何"动"以及怎么理解这个"动"。

新版指南强调除平时的生命活动、日常家务、职业活动（轻、中、重）以外还需要再加上主动的身体活动 6 000 步，并且应该在 40 分钟内完成。

如何运动，运动时又该注意些什么呢？运动处方其实有四要素：频率、强

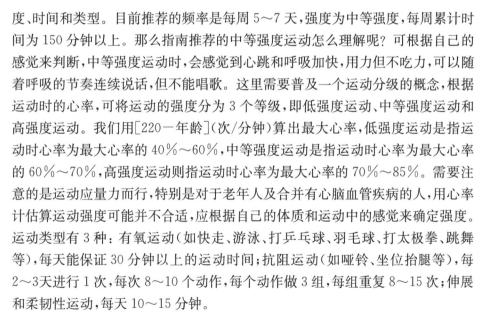

关键推荐

(1) 各年龄段人群都应天天运动、保持健康体重

(2) 食不过量，控制总能量摄入，保持能量平衡

(3) 坚持日常身体活动，每周至少进行5天中等强度身体活动，累计150分钟以上；主动身体活动最好每天活动6 000步

(4) 减少久坐时间，每小时起来动一动。

度、时间和类型。目前推荐的频率是每周 5～7 天，强度为中等强度，每周累计时间为 150 分钟以上。那么指南推荐的中等强度运动怎么理解呢？可根据自己的感觉来判断，中等强度运动时，会感觉到心跳和呼吸加快，用力但不吃力，可以随着呼吸的节奏连续说话，但不能唱歌。这里需要普及一个运动分级的概念，根据运动时的心率，可将运动的强度分为 3 个等级，即低强度运动、中等强度运动和高强度运动。我们用[220－年龄](次/分钟)算出最大心率，低强度运动是指运动时心率为最大心率的 40%～60%，中等强度运动是指运动时心率为最大心率的 60%～70%，高强度运动则指运动时心率为最大心率的 70%～85%。需要注意的是运动应量力而行，特别是对于老年人及合并有心脑血管疾病的人，用心率计估算运动强度可能并不合适，应根据自己的体质和运动中的感觉来确定强度。运动类型有 3 种：有氧运动(如快走、游泳、打乒乓球、羽毛球、打太极拳、跳舞等)，每天能保证 30 分钟以上的运动时间；抗阻运动(如哑铃、坐位抬腿等)，每 2～3 天进行 1 次，每次 8～10 个动作，每个动作做 3 组，每组重复 8～15 次；伸展和柔韧性运动，每天 10～15 分钟。

"吃动平衡"可以让我们保持健康体重，减少患各种慢性疾病的危险。健康的体重取决于能量摄入的平衡，让我们享受地"吃"、快乐地"动"吧！

《新版膳食指南》第二条解读——6 000 步

营养科

人们常说"管住嘴、迈开腿",那么究竟如何做到这两点,新版膳食指南给出了答案。第二条"吃动平衡,健康体重"中的第三点强调"主动身体活动最好每天6 000 步",本文将重点围绕这"6 000 步"展开。

在上一版的膳食指南中就有提到这"每日的 6 000 步"。但是此 6 000 步是彼 6 000 步吗?非也。上一版膳食指南的 6 000 步是包括日常基本活动的,而《新版膳食指南》中的活动 6 000 步强调"主动身体活动",也就是说你平时的日常家务职业活动是不计入这活动 6 000 步的,比如你上班的时候去文印室复印了一份文件,中午你走到楼下去吃了个饭,这是不算主动身体活动的。你必须每天有意识地、主动地去做相当于活动 6 000 步的运动(快走 40 分钟,5.4~6 km/h)。

接下来让我们从 4 个方面来解读量化这 6 000 步:

(1) 活动 6 000 步等同于哪些运动?

6 000 步=慢跑 18 分钟=瑜伽 40 分钟=蛙泳 12 分钟=骑车 30 分钟=跳舞 36 分钟

(2) 活动 6 000 步的运动量消耗多少能量?

1 000 步所消耗的能量为 0.5 kcal/kg,也就是说如果您的体重是 60 kg,那么您每活动 1 000 步的运动量将消耗 30 kcal(0.5 kcal/kg×60 kg)的能量,则一天 6 000 步将消耗 180 kcal 的能量(1 kcal=4.18 kJ)。

(3) 活动 6 000 步运动量消耗的 180 kcal 相当于多少食物?

180 kcal=50 g 粳米=2 片切片面包=半包中包薯条=半只狮子头=1 小把杏仁=1 瓶 300 ml 的纯果汁

(4) 我们强调吃动平衡,要是您每天不做运动,180 kcal 的能量相当于什么?

多余的能量将转化为脂肪蓄积在你的体内,180 kcal 就是 20 g 脂肪,1 个月就是 500 g 的脂肪哟!

将这活动 6 000 步量化后你可能感叹一不注意能量就超了;一不运动体重就长了,而且增加的还是纯纯的脂肪。事实上我们强调吃动平衡时并不希望你用"少吃"来弥补你的"不动",我们鼓励的是吃均衡的营养,做适当的运动。

你是坐着看完这篇科普小文的吗?那么请起身活动一下吧,膳食指南推荐减少久坐时间,每小时动一动,让我们把运动有机融合到日常生活中!

45 《新版膳食指南》第三条解读
——多吃蔬果、奶类、大豆

营养科

延续上一版膳食指南"多吃新鲜的蔬菜和水果"以及"每天吃奶类、大豆及其制品"的推荐，新版膳食指南依旧强调应"多吃蔬果、奶类和大豆"，本文将对5个关键推荐逐一进行深度解读。

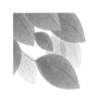

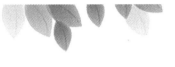

关键推荐

(1) 蔬菜水果是平衡膳食的重要组成部分，奶类富含钙，大豆富含优质蛋白质

(2) 餐餐有蔬菜，保证每天摄入300~500g蔬菜，深色蔬菜应占1/2

(3) 天天吃水果，保证每天摄入200~350g新鲜水果，果汁不能代替鲜果

(4) 吃各种各样的奶制品，相当于每天液态奶300g

(5) 经常吃豆制品，适量吃坚果

首先我们先来解析一下指南为何强调蔬菜水果是平衡膳食的重要组成部分。蔬菜水果是我们膳食中维生素、矿物质、膳食纤维和植物化学物的重要来源，对我们保持身体健康，调节免疫功能，维持肠道正常功能，降低患癌症、糖尿病、高血压、肥胖等疾病的风险发挥了关键作用。既然蔬菜水果如此重要，那该如何吃呢？

可以从三方面入手：一是"量"，二是"频率"，三是"品种"的选择。

"量"：指南推荐每天应摄入 300～500 g 蔬菜和 200～350 g 新鲜水果。

"频率"：指南推荐餐餐要吃蔬菜，每天保证有水果。

"品种"的选择：指南推荐深色蔬菜应占 50%，深色蔬菜主要指深绿色、红色、橘红色、紫红色等蔬菜，但腌菜、酱菜并不包括在内；水果应选择新鲜水果，市售果汁不可代替水果，原因在于加工过程中会使维生素 C、膳食纤维等健康有益物质有一定的损失，并且含糖量相当高，使肥胖的风险增加。

下面我们再来说说奶类。奶类除了富含优质蛋白质和维生素外，还是我们膳食钙的主要来源，并且吸收利用率高，餐桌上的牛奶一般每 100 ml 含有 3 g 以上的蛋白质及 110 mg 的钙。指南推荐每天饮奶 300 ml，但有部分人喝牛奶后会腹泻或胀气怎么办呢？这可能是因为您有乳糖不耐受，可以尝试去乳糖的奶或发酵奶如酸奶、奶酪等。需要注意的是由于乳酸菌饮料及含乳饮料的蛋白质含量较低，不能用其替代奶。液态奶 300 g 相当于奶粉 35 g，奶酪 30 g。

接下来我们看看大豆及其制品有何"妙处"。从营养学角度，大豆是一个很奇妙的食品，因为它既有动物性食物的优点（富含优质蛋白质），又具有植物性食物的属性（含有膳食纤维，不含胆固醇），它还是不饱和脂肪酸、B 族维生素、维生素 E 的良好来源，还含有多种植物化合物如大豆异黄酮、皂苷、植物固醇等。而对于吃大豆容易胀气者，大豆制品如豆腐、豆腐干、发酵豆制品等也都是不错的选择，因为它们在加工过程中除去了部分胀气因子，同时也使所含的蛋白质更容易被人体消化吸收。所以不难理解指南为何推荐我们要多吃大豆及其制品。

最后我们来细数一下坚果的"长"与"短"。坚果除富含蛋白质外，还含有较多的膳食纤维、维生素 E，不饱和脂肪酸和微量元素，可以说是一类营养丰富的食物。同时有研究还发现，适量的坚果有助于心脏的健康。然而美中不足的是脂肪含量高，过量食用可导致肥胖的发生，建议每周摄入 50 g 左右。

多吃蔬菜、水果、奶类和大豆以及适量的坚果是我们保持身体健康的有效手段，可以减少患各种慢性疾病的危险。让我们快乐地享受吧！

46 《新版膳食指南》第四条解读
——适量吃鱼、禽、蛋、瘦肉

营养科

本文将重点围绕《新版膳食指南》中第四条"适量吃鱼、禽、蛋和瘦肉"向大家作深入解读。

鱼、禽、蛋和瘦肉不仅可提供人体所需要的优质蛋白质，还是维生素 A、B 族维生素、铁、锌等维生素矿物质的良好来源，具有很高的营养价值。另一方面，此类食物的脂肪和胆固醇含量也较高，过量摄入会增加肥胖和心血管疾病的风险，并且蛋白质摄入过量亦会增加肾脏负担，所以必须适量。

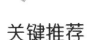

关键推荐

(1) 鱼、禽、蛋和瘦肉摄入要适量
(2) 每周吃鱼280~525g，畜禽肉280~525g，蛋类280~350g，
平均每天摄入总量120~200g
(3) 优先选择鱼和禽
(4) 吃鸡蛋不弃蛋黄
(5) 少吃肥肉、烟熏和腌制肉食品

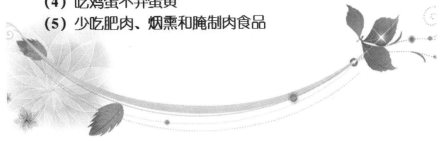

如何做到适量而行？根据《新版膳食指南》所提倡的"平衡膳食模式"这个"量"不仅强调食物的量,也强调各食物类别及同类食物间的结构比例。

第一,控制摄入总量。

一般推荐每周吃鱼 280～525 g,畜禽肉 280～525 g,蛋类 280～350 g,也就是说平均每日 0.5～1 只蛋,荤菜 80～150 g。可以采用制定食谱、食物称重等方式控制摄入。那么每日 80～150 g 荤菜究竟是多少呢？首先要说明的是这个量是指可食部分,比如说一块大排通常为 100 g(2 两),去掉骨头后其可食部约为 75 g;一条 300 g(6 两)的鱼,其可食部约为 200 g。动手算一算吧,看看您的荤菜量是否超量了。此外,您还应该注意将动物性食物均匀分配在三餐,这样更有利于蛋白质的吸收利用。

第二,选择合适的食物品种和摄入比例。

《新版膳食指南》强调食物的多样化,指南修订专家委员会副主任委员杨晓光教授指出:"鱼、禽肉、蛋、畜肉类的食物品种数推荐平均每天 3 种以上,每周 5 种以上。"

鱼类的脂肪和胆固醇含量相对较低,其中深海鱼多含有丰富的不饱和脂肪酸如二十碳五烯酸(EPA)和二十二碳六烯酸(DHA),对预防血脂异常和心脑血管疾病等有一定作用。此外,鱼类所含矿物质较为丰富,同时也是维生素 B_2(核黄素)、烟酸(尼克酸)的良好来源,故荤菜的选择首选鱼类;禽类脂肪含量也相对较低,其脂肪酸组成优于畜类脂肪,应先于畜肉选择。

蛋类所含营养物质齐全,它作为参考蛋白,其中氨基酸的比例与人体需要最为接近,易被人体消化吸收及利用;蛋黄中的卵磷脂及脑磷脂具有降低血胆固醇的效果并能促进脂溶性维生素的吸收;蛋中的维生素及矿物质多集中在蛋黄中。此外,近年来对胆固醇也有一些新的认识,故此次《新版膳食指南》特别强调吃鸡蛋不弃蛋黄。不过每日蛋黄的量一般建议不超过 1 只。

人们最常食用的瘦肉指的就是动物的骨骼肌,瘦肉脂肪含量较低,它不仅提供充足的优质蛋白,也是 B 族维生素、铁、锌等矿物质的重要来源,瘦肉中铁的吸收利用率远高于植物性食物。瘦肉(肌肉组织)的蛋白质含量约为 19%,而肥肉(脂肪组织)中的蛋白质含量仅为 2% 左右。此外,肥肉中脂肪含量可高达 90%,且为饱和脂肪酸,过量摄入会增加肥胖及各种肥胖相关慢性代谢性疾病的风险,因此应当优选瘦肉,少吃肥肉。

动物内脏中含有较多的铁、维生素 A 及 B 族维生素,但胆固醇含量相对较高,一般每月摄入应不超过 2～3 次,每次量控制在 25 g 左右较为合适。

烟熏肉制品及烤肉在制作过程中易产生多环芳烃及杂环胺等有害物质,而腌制肉制品则含有较多的亚硝酸盐,过多摄入可增加肿瘤的发生风险,应当少吃。

近 20 年来,由于我国居民膳食模式的变化,动物性食物和油脂摄入量逐年增多,肥胖及慢性病的发病率随之升高,因此"平衡膳食模式"的倡导至关重要。我国居民应在《新版膳食指南》的指导下,根据当地和自身的饮食习惯,做到合理膳食,以实现适量摄入鱼、禽、蛋、瘦肉这些动物性食物的要求。

47 《新版膳食指南》第五条解读
——少盐少油,控糖限酒

营养科

《新版膳食指南》6 条核心推荐的最大特点就是简洁明了,其中第五条主要强调了"盐"、"油"、"糖"、"酒"的限量,它将上一版中的第五条"减少烹调油用量,吃清淡少盐饮食"和第九条"如饮酒应限量"合并的基础上,首次提出了对于糖的控制。

2010—2014 年中国居民营养与健康状况监测结果显示:我国 18 岁以上成年人高血压患病率高达 24.5%,糖尿病患病率为 9.7%,高胆固醇及高甘油三酯血症患病率分别为 12.8% 和 26.6%。调查显示超重和肥胖的患病率近年来也持续走高,分别为 30.6% 和 12.0%。而这与我们的日常膳食密不可分。

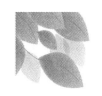

关键推荐

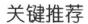

(1) 培养清淡饮食习惯，少吃高盐和油炸食品。成人每天食盐不超过6g，每天烹调油25~30g

(2) 控制添加糖的摄入量，每天摄入不超过50g，最好控制在25g以下

(3) 每日反式脂肪酸摄入量不超过2g

(4) 足量饮水，成年人每天7~8杯(1 500~1 700ml)，提倡饮用白开水和茶水；不喝或少喝含糖饮料。

(5) 儿童少年、孕妇、乳母不应饮酒。成人如饮酒，男性一天饮用酒的酒精量不超过25g，女性不超过15g。

研究表明,(钠)盐的摄入量超标与高血压发病率的上升显著相关,并且人群血压的高低与(钠)盐的摄入量呈正相关。因此做到"少盐"十分重要,上一版膳食指南中盐的摄入量为 6 g,而新版强调不超过 6 g,遗憾的是 2012 膳食调查显示,我国居民盐的摄入量为 10.5 g/d。那么如何做到少盐呢? 首先你得对 6 g 盐有一个直观的认识,平平的一啤酒瓶盖盐基本相当于 6 g,建议使用控盐勺,并留心每个菜中盐的使用量。只要少放盐就算做到"少盐"吗? 非也,实际上 5 ml 酱油≈1 g 盐,鸡精、味精、番茄沙司等调味品中也含有盐。平时还应注意少吃咸肉、咸菜等腌制品。此外,面包、培根、奶酪、零食等包装食品中也含有不少盐。建议在选购包装食品时可以看一下包装上的食物成分表,这上面有一栏特地标出了食物的"钠"含量,通常 400 mg 钠相当于 1 g 盐。"少盐"饮食就一定淡而无味吗? 其实烹调时您可加些醋、茄汁及一些天然调味品如葱、蒜、花椒、柠檬汁等。这样便能拥抱健康的同时兼顾舌尖上的美味。对于无肾功能不全的患者而言,也可适当选用些低钠盐即钾盐,高钾低钠膳食对高血压的防治有重要意义。

新版膳食指南烹调油维持前版指南 25～30 g/d 的推荐摄入量。那么怎样做到科学用油呢? 建议您使用油壶等小容量储油容器,并对家中平均用油量有一个大致的估量。应多采用炒、蒸煮、烩,减少油煎油炸的烹调方式。在选用油的品种时应注意搭配使用,同类互换。通常玉米油、葵花籽油、花生油、大豆油中 ω‐6 脂肪酸比较丰富,亚麻籽油、紫苏油含有较多的 ω‐3 脂肪酸,而橄榄油、茶籽油中则含有较多的单不饱和脂肪酸。应适当减少动物脂肪的摄入。指南中特别强调要控制反式脂肪酸的摄入,研究表明反式脂肪酸的过量摄入可增加肥胖及心脑血管等疾病的发生风险,通常酥饼、糕点中含有较多的反式脂肪酸,市面上某些鸡排、薯条等油炸食品常使用固体氢化植物油,应减少食用。

《新版膳食指南》首次提出了对糖的控制,并给出了"添加糖"的概念,即指人工加到食品中的糖类。添加糖是纯能量食物,过多摄入会增加龋齿及超重肥胖的发生风险,指南建议添加糖摄入量每日不超过 50 g,最好限制在 25 g 以内。你知道一瓶含糖饮料中有多少糖吗?通常含糖饮料的含糖量在 10%～15%,一瓶 500 ml 的饮料中则含有 50～75 g 糖,相当于 12～19 块方糖。100%纯果汁就一定健康吗?实际上纯果汁的含糖量并不低于含糖饮料。WHO 近期公布的《糖摄入指南》中提出了"游离糖"的概念,游离糖的范畴更广,它包含了果汁中的含糖量,也就是说完整的水果中的糖不是游离糖,但若你将果汁榨汁了,这其中含的就是游离糖。试想每日水果的摄入量应为 200～350 g,这基本是两只水果的量,但若将水果榨汁,可能 4～5 只橙子才能榨一杯果汁,这大大增加了糖的摄入而膳食纤维则去得一干二净,同时在加工过程中大量的维生素 C 也损失了。日常生活中为减少添加糖的摄入,应减少烹调时糖的用量,尽量少喝或不喝含糖饮料,少吃糕点、冷饮等食物。

"水是生命之源",它通常占成人体重的 50%～70%。其对于维持人体正常生理功能、疏送营养成分到组织、废物代谢、调节体温等具有重要意义。《新版膳食指南》中水的推荐量由原先的 1 200 ml 增至 1 500～1 700 ml。这里说的水主要是指白开水和茶水,切勿用饮料代替水。建议少量多次(200 毫升/次)补充水,大量饮水会增加胃肠负担,每天可于起床空腹饮一杯水(降低血液黏度,增加循环血容量),睡前饮一杯水(预防夜间血黏度升高),白天有意识多次补水。对于运动量大、劳动强度高的人,以及在炎热夏季,应注意额外补水。

酒可以说是中国传统文化的重要组成部分。但切忌过量饮酒,目前推荐男性每日饮酒酒精量控制在 25 g 以内,女性应控制在 15 g 以内。酒精克数与喝酒量如何换算,举例而言,38°的白酒 100 g 中约含有 38 g 的酒精。简而言之,25 g酒精相当于啤酒 750 ml,或葡萄酒 250 ml,38°白酒 75 g,或高度白酒(40°以上)50 g;15 g 酒精相当于啤酒 450 ml,或葡萄酒 150 ml,38°白酒 50 g。说到酒可能喜欢饮酒的人会说葡萄酒可以预防心脑血管疾病,事实上葡萄酒在这方面的作用尚存在争议,我们不推荐用饮酒来防治任何疾病。对于高尿酸血症患者而言,大家长期觉得只要不喝啤酒就行了,实际上无论哪一种酒,酒精的摄入均可促进尿酸的生成及抑制尿酸的排出。

让我们将"少盐少油,控糖限酒"具体落实在点点滴滴,共同走向健康吧!

48 《新版膳食指南》第六条解读
——杜绝浪费，兴新食尚

营养科

本文将重点围绕《新版膳食指南》中第六条"杜绝浪费，兴新食尚"向大家作深入解读。

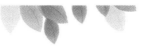

关键推荐

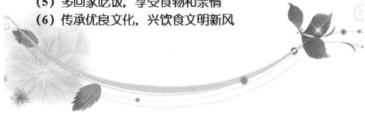

(1) 珍惜食物，按需备餐，提倡分餐不浪费
(2) 选择新鲜卫生的食物和适宜的烹调方式
(3) 食物制备生熟分开、熟食二次加热要热透
(4) 学会阅读食品标签，合理选择食品
(5) 多回家吃饭，享受食物和亲情
(6) 传承优良文化，兴饮食文明新风

我国人口众多，食物浪费现象比较突出、食源性疾病状况也时有发生。减少食物浪费、注重饮食卫生、兴饮食新风对我国社会可持续发展、保障公众健康、促进家庭亲情具有重要意义。

第一点推荐理由：节约一直是中华民族的传统美德，节约食物不仅可以缓解国内耕地资源、水资源短缺的问题，还能从客观上产生一定的经济效益，珍惜食物应该从每个人做起，日常生活应做到按需购买食物、适量备餐、准备小份量食物、合理利用剩饭剩菜。

第二点推荐理由：餐饮服务单位的食物中毒事件频发，食源性疾病不仅会带来沉重的疾病负担，还可造成巨大的经济负担。所以，我们要选择食用新鲜卫生的食物、掌握基本的食品安全知识、注意饮食卫生、预防食源性疾病。而"适宜的烹调方式"则提示了我们，不同的食物有不同烹调方式，选择适宜的烹调方式可以最大限度地减少烹调过程中食物营养素的流失并有效杀灭食物中可能存在的细菌。

第三点推荐理由：烹饪除了赋予食物美味外，实际上也是对食物的一个杀菌消毒过程，而未加工的食物则可能会含有细菌等污染物质，生熟分开可以避免未加工食物对熟食不经意的污染，引起不必要的健康损害。交叉污染不仅仅指熟食与生食，还包括我们的加工用具，不管是砧板还是碗筷，都可以采用不同材质进行区分。剩饭剩菜若储存不当，极易成为细菌良好的繁殖土壤，通常我们应将剩饭剩菜置于冰箱冷藏，要注意与生食隔离开，且在下次食用前要确保食物彻底加热。

第四点推荐理由：教会大家如何通过阅读食品标签选购食物，食品标签通常标注了食品的生产日期、保质期、配料、质量(品质)等级等，可以告诉消费者食物是否新鲜、产品特点、营养信息。还可以从中发现过敏食物及食物中的过敏源信息。

第五、六点推荐理由：优良的文化在饮食方面涵盖了许多内容，其中包括节约粮食、在家吃饭、尊老爱幼等，而树立饮食新风尚在当下社会就显得尤为重要。在家就餐，不但可以熟悉食物和烹饪技巧，更重要的是可以加强家庭成员的沟通，传承尊老爱幼风气，培养儿童和青少年良好饮食习惯，促进家庭成员的相互理解和情感。让我们从现在开始，做到珍惜食物不浪费、饮食卫生不得病，树饮食新风尚、享健康好生活！

这里要给大家着重介绍一下第四点"学会阅读食品标签，合理选择食品"。随着生活节奏的加快，越来越多的居民选择购买和食用方便且易于存储的预包装食品。每当我们走进商场，琳琅满目的食品常常让人眼花缭乱。为了更好地

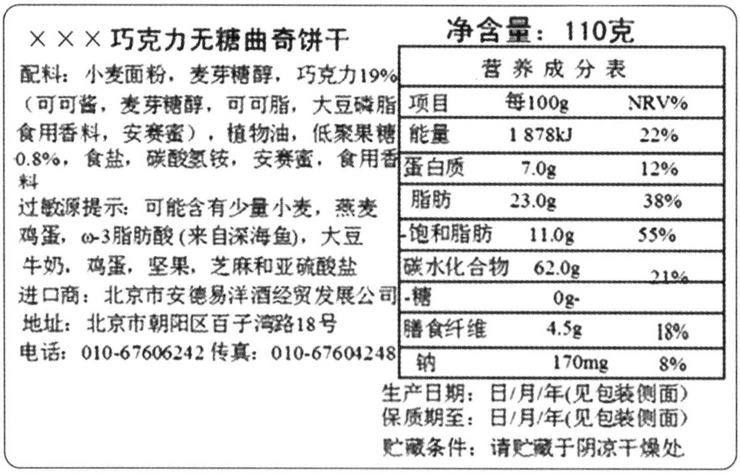

×××巧克力无糖曲奇饼干	净含量：110克

配料：小麦面粉，麦芽糖醇，巧克力19%(可可酱，麦芽糖醇，可可脂，大豆磷脂食用香料，安赛蜜)，植物油，低聚果糖0.8%，食盐，碳酸氢铵，安赛蜜，食用香料

过敏源提示：可能含有少量小麦，燕麦鸡蛋，ω-3脂肪酸(来自深海鱼)，大豆牛奶，鸡蛋，坚果，芝麻和亚硫酸盐

进口商：北京市安德易洋酒经贸发展公司
地址：北京市朝阳区百子湾路18号
电话：010-67606242 传真：010-67604248

营养成分表

项目	每100g	NRV%
能量	1 878kJ	22%
蛋白质	7.0g	12%
脂肪	23.0g	38%
-饱和脂肪	11.0g	55%
碳水化合物	62.0g	21%
-糖	0g-	
膳食纤维	4.5g	18%
钠	170mg	8%

生产日期：日/月/年(见包装侧面)
保质期至：日/月/年(见包装侧面)
贮藏条件：请贮藏于阴凉干燥处

图1 食品标签

吸引消费者,食品的包装越来越华丽,那么我们该如何从这"美丽的外表"中看到食物的本质就成了大家更为关心的问题。聪明的监管者早已明确规定预包装食品必须具有食品标签,而通过食品标签消费者就可以清楚地知道自己吃的具体是什么了。

图 1 为食品标签,在日常生活中,消费者对于食品标签里的生产日期、保质期和贮存条件等内容相对关注得较多一些,但是对于食物营养成分表的内容可能就了解得比较少一点。营养成分表如表 1 所示,应首先标示能量,以及蛋白质、脂肪、碳水化合物、钠等 4 种核心营养素。因为能量和该 4 种核心营养素在我国是最具有公共卫生意义的营养素。

表 1　食品标签中的营养成分表

项目	每 100 克(g)或 100 毫升(ml)或每份	营养素参考值%或 NRV%
能量	千焦(kJ)	%
蛋白质	克(g)	%
脂肪	克(g)	%
——饱和脂肪	克(g)	%
胆固醇	毫克(mg)	%
碳水化合物	克(g)	%
——糖	克(g)	
膳食纤维	克(g)	%
钠	毫克(mg)	%
维生素 A	微克视黄醇当量(μg RE)	%
钙	毫克(mg)	%

注:核心营养素应采取适当形式使其醒目。

表 1 中的 NRV 为营养素的参考值,即各种营养素每日需要量的参考值,它可以大致满足正常人(不论男女、年龄)的营养需要量,但不包括特殊生理阶段人群,如孕妇、乳母、3 岁以下儿童等。NRV%则是指每 100 克(毫升)/每份食物中该营养素占每日参考摄入量的百分比,它可以用来作为比较食品营养成分含量多少的参考标准,亦是消费者选择食品时的一种营养参照尺度。

除去以上食品营养成分表所介绍的食物营养成分含量标示,我们在日常生活中还经常在食品包装上看到对食物营养特性的描述如:高钙、低糖、低胆固醇等,这些内容为营养含量声称。营养含量声称指描述食物中能量或营养成分含量水平的声称。声称常用语有"含有"、"高"、"低"或"无"等。常见的含量声称要求如表 2 所示。

表2　常见的含量声称及其含义

标准术语	营养素含量水平或比较值(以每100 g 或 100 ml 计)					
	能量	糖	脂肪	饱和脂肪	胆固醇	盐(钠)
无/零	≤17 kJ/100 g (ml)	≤0.5 g/100 g (ml)	≤0.5 g/100 g (ml)	≤0.1 g/100 g (ml)	≤5 mg/100 g (ml)	≤5 mg/100 g (ml)
低	≤170 kJ/100 g ≤80 kJ/100 ml	≤5 g/100 g (ml)	≤3 g/100 g ≤1.5 g/100 ml	≤1.5 g/100 g ≤0.75g/100ml	≤20 mg/100 g ≤10 mg/100 ml	≤120 mg/100 g (ml)
极低						≤40 mg/100 g (ml)

　　我们在选择预包装食品时,应该从食品标签中的营养成分表中了解食品营养特性,根据自身的需求合理地选择食物种类和进食数量。

　　随着中国经济的发展,人们对于健康的需求也越来越高。中医理念中曾经说道:"养生之道,莫先于饮食"。可见饮食健康对于预防疾病至关重要。《中国居民膳食指南(2016)》已经发布,为了保证摄入食物的营养成分含量符合膳食指南的推荐摄入量,我们应认真阅读食品标签中的营养成分表,合理安排每日各种食物的摄入量。

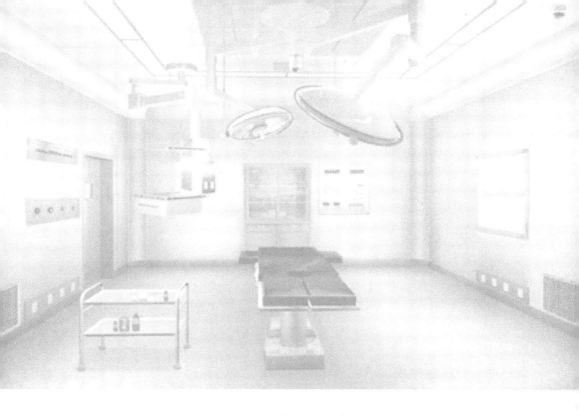

二、外　科

㊼ 女性尿失禁，早就诊早治疗

蔡志康　泌尿外科主任医师

案例

杜阿姨今年 58 岁了，儿媳去年底生了个大胖小子，想请婆婆帮忙照顾。婆婆虽然极疼爱孙子，可是却对照顾孩子犹豫不决。原来，杜阿姨从 20 年前开始，在咳嗽或大笑时，会有少量尿液不自主地流出，起先症状不重，也没放在心上。但是，这几年杜阿姨患上了呼吸系统疾病，到了冬天就经常咳嗽，小便失禁越来越重，走路久了甚至上街买个菜都会有尿湿裤子的情况，咳嗽时尿液更是一小股一小股地往外喷，还没退休就用上了成人尿裤。现在退休了，也不敢参加老年人的社交生活，不得已外出时，水也不敢多喝，因为羞于启齿，也不知道能不能治疗，就没有到医院专门就诊过。而照顾婴儿需要日夜操劳，自己的情况这样怎么能好好照顾孩子呢。今年 2 月，杜阿姨在无意中从广播中听到了关于女性尿失禁治疗的科普知识，才知道尿失禁是一种需要积极治疗的疾病，而正确有效的治疗可以治愈绝大多数类似自己这样的尿失禁。于是杜阿姨去了医院就诊，经过相关评估后医生建议杜阿姨进行手术治疗，顺利手术后，杜阿姨尿失禁的症状得到了明显改善。

专家解读

杜阿姨的情况在医学上称为压力性尿失禁，可以发生在任何年龄的女性，长期的尿失禁会出现会阴部及下腹部皮肤感染、溃烂，并导致泌尿系统的感染、膀胱结石等疾病出现。使得患者日常生活和心理受到双重的困扰。严重的尿失禁患者需要使用成人尿布，女性尿失禁还会严重影响性生活质量。因此，患上尿失禁必须早就诊、早治疗。轻度的压力性尿失禁药物治疗和盆底肌训练等能帮助患者恢复正常，而症状严重的患者，现在可以通过微创的无张力尿道吊带手术治疗，来恢复完全正常的控尿功能。微创手术用一根高分子材料的吊带将尿道中段抬高，从而达到良好的控尿效果，其中吊带向上穿刺固定在耻骨上简称 TVT 术，经闭孔穿刺固定在大腿根部内侧简称 TVT - O 或 TVT - A 术，这种微创手术在体表没有明显的伤口，对外观没有影响，却能够极大地改善生活质量。

上海交通大学医学院附属第九人民医院泌尿外科近年来在上海市开展了这种微创控尿手术，手术例数超过 500 例，手术成功率达到 99% 以上，该手术具有损伤小、安全性高等特点，手术过程仅需 15 分钟，住院时间 2 天，成功的手术可以让患者几近无痕地告别了烦人的尿垫，自信地恢复社交活动，生活质量也由此变得更加完美。

50 化解驾车族前列腺健康问题

李文吉　泌尿外科主治医师

案例

座椅通风，不得前列腺炎

朱先生最近想换车，而家里又有添丁的计划。朋友听说后，建议他买有驾驶位座椅通风功能的车子。长途驾车后，座椅温度容易升高，对男性的精子不好，而且容易得前列腺炎，"座椅下有一个风扇，在启动后会不断地对着会阴部吹风，帮助这个部位散热。这样长途驾驶后，就不容易得前列腺炎了"。具有通风功能的座椅，真的是男性生殖健康的福音吗？

专家解读

前列腺要健康，不止降温，更要解决压迫问题

其实，影响男性生殖健康的因素有两方面：其中高温是一种重要原因。睾丸产生精子需要睾丸处于适宜温度下，即阴囊温度比人体正常体温还要低 1～2℃。而与普通座椅不同的是，汽车里的皮质座椅，更容易聚集热量，从而使会阴部局部温度升高，不适宜睾丸产生精子及精子成熟。从这个角度看，带有通风功能的座椅，也许能够降低座椅局部温度，更有利于会阴部散热。

不过，通风的座椅不见得对前列腺健康绝对没有坏处，因为久坐是造成前列腺炎的一大重要原因。久坐容易引起男性会阴部、盆腔充血，从而诱发前列腺炎。而前列腺炎是影响精子质量的一种原因。所以，只要不改变久坐这一诱发因素，即便通风再久也可能会影响前列腺健康及生育功能。其实，前列腺这个器官也需要保暖的，如果长时间对着其吹风，人也容易着凉，导致全身免疫功能下降，从而易患疾病。

专家支招

定时下车活动，少患前列腺炎

所以，想单纯靠座椅通风来预防前列腺炎、保证精子质量，不但是找错了方向，而且还会弄巧成拙。男性驾驶员想要真正的前列腺健康，还是要改变长时间驾驶、久坐不动的习惯，在驾车 1～2 小时后便下车活动 5～10 分钟，不让会阴部承受持续的压迫。

51 多年不愈的私处瘙痒竟是肿瘤
——慎对待男性私处的"湿疹"

姚海军　泌尿外科主治医师

案例

一位 67 岁的老先生探头探脑进入门诊诊室，并合上诊室大门。5 年前，他的阴茎根靠近右侧阴囊的地方，有皮肤瘙痒并出现一些红斑，因位置比较特殊，故羞于启齿。他多次按照"皮炎、湿疹或真菌感染"治疗，但时好时坏，一直未彻底痊愈。此次因原来前列腺增生的药吃完，正好到泌尿外科配药，但天气闷热导致阴茎阴囊部瘙痒难忍，希望同时能配些止痒药物。接诊时，第一直觉告诉我，不能按简单的湿疹处理，需要排除派杰特病（Paget，或称之为乳房外湿疹样癌）。随后老先生接受了活检取材，1 周后病理报告正如我所料：派杰特病。

专家解读

Paget，常被误认为湿疹的皮肤肿瘤

什么是派杰特病？这其实是一种皮肤肿瘤，正规学术名称为"乳房外 Paget 病"，早期症状与湿疹皮炎相似，所以又称"乳房外湿疹样癌"。本病的常常发生于汗腺富集的部位，如会阴部的阴茎阴囊及肛周和女性的阴阜、大小阴唇等部位，也有少数人发生在腋下。发病年龄常见于 50 岁以上的男性，女性也可发病，病程进展缓慢，多年以后可发生淋巴结转移。

派杰特病刚开始皮损多为单发、境界清楚的红色皮损，表面有渗出、结痂或脱屑，逐渐向周围扩大和浸润，甚至表面发生溃疡，自觉瘙痒。该病的病因尚不清楚，一般分为原发性和继发性，继发性常由深部肿瘤的浅表表现，如前列腺癌、膀胱癌、直肠癌或子宫颈癌等扩展而来。

该病开始时大多数人往往会误认为是"皮炎或湿疹"，很多患者认为这没有什么大碍，因病灶多位于"隐私"部位，所以都讳疾忌医，羞于到医院就诊，而是自行买点外用药膏进行涂抹，有时症状可以缓解。但其实这样不仅掩盖了病情，反而延误了治疗，甚至酿成肿瘤转移的恶果。因此，该病成为中老年人的隐形"杀手"。

手术＋整形修复可根治

但是，大家也不要谈"癌"色变，只要正确对待和治疗及时，派杰特病并不需要化疗就可完全治好。关于该病的治疗，目前认为首选的治疗方法是手术切除，如果不适合手术，即有手术禁忌证，可以考虑试用光动力或放化疗等。治疗的关键在于肿瘤能否切除干净，从而降低肿瘤的复发率。这就需要手术对于该肿瘤有充分认识，同时对于局部创面切除后能有效地进行整形修复。在肿瘤较小时切除修复均较为简单，但一旦皮肤肿瘤范围扩大，这就需要手术医生既能有效切除肿瘤病灶，同时能一起在创伤最小的情况有效修复创面，例如应用多种皮瓣技术或植皮等。九院泌尿外科在此类手术治疗上积累了大量经验。

此外，手术后的随访也非常重要，其目的在于一旦出现异常，就可早期治疗。至于随访的时间也要依据肿瘤浸润的深度来定。肿瘤侵犯程度越深，随访间隔时间可以短些，比如可以 2～3 个月 1 次，1 年后没有复发者可以考虑半年一次。

最后提醒中老年朋友，如果在会阴部及肛周处出现迁延不愈的红斑、丘疹、水疱及糜烂渗出等犹如湿疹样变化的皮肤病变时，请千万不要大意地认为是湿疹或者不好意思，而是需及时到医院就诊，不要轻易做出湿疹的诊断，必要时行皮肤组织病理活检，排除派杰特病的可能。通过及时适当的治疗，完全可以治疗好，也让自己的老年生活更加幸福、健康。

52 迎风流泪是病吗

肖彩雯　眼科副主任医师

为什么会迎风流泪

很多人会"迎风流泪"。这是什么原因呢？造成这种现象的原因很多，部分人是由于泪道阻塞或狭窄使得泪液排出受阻而引起，少部分人是因为眼睑和结膜松弛妨碍泪液排出导致。我们的泪液来自眼睑外上方的泪腺，润湿眼睛表面后汇集于内眼角，经由泪道而流入鼻腔。正常情况下，泪液的排出和分泌处于一种动态平衡。泪道犹如房屋的排水管道，当过多的泪液无法从泪道排出时，就会有泪液集聚于眼睛表面，产生溢泪。在秋冬季节，冷空气刺激使眼睛的泪液分泌增多，过剩的泪液无法从泪道内排出就会出现流泪，即俗称的"迎风流泪"。

迎风流泪是病吗，对眼睛有危害吗

泪道犹如房屋的排水管道，当进水和排水处于一种动态平衡时，眼睛既不会感觉干涩也不会流泪。如果房屋内进水过多或者是排水不畅就会出现外溢的情况。同样道理，如果泪腺产生过多泪液，或者泪道狭窄或阻塞就会产生流泪症状。所以说，要分清流泪的原因，才能诊断是否是疾病。日常生活中轻度的泪道阻塞/狭窄则流泪症状不明显，当受到冷空气（冷空调）刺激时症状会加重，原因还需到医院做泪道检查才能确定。

　　泪道阻塞后泪液长期集聚于泪道内,容易诱发泪道内部炎症,日久,泪道内可能会出现带菌的脓性液体,造成慢性泪囊炎,对眼球构成潜在威胁,此时,如果发生眼球外伤或施行内眼手术(如白内障、青光眼等手术),容易引起化脓性感染,甚至发生细菌性角膜溃疡或化脓性眼内炎等。故须治疗泪道疾病后方可进行内眼手术。

　　长期泪液外流侵蚀眼睑,使眼睑皮肤干燥,表面沉积色素,或者由于经常擦泪造成下睑外翻,严重影响美观,给患者带来无穷的烦恼和痛苦。

这种病好治吗,能治愈吗

　　泪道阻塞是临床最常见的疾病之一。泪道是由泪小管、泪总管、泪囊、鼻泪管组成的,不同部位阻塞的治疗方法不同。总的治疗目的是建立一个通畅的泪液引流通道。为达到这一治疗目的,针对不同部位、不同程度的泪道阻塞,目前有多种诊治方法,常用的有:泪道冲洗、泪道造影、泪道探通、泪道激光、泪道浚通、泪道置管、泪道鼻腔吻合术、鼻内镜下的泪道鼻腔造瘘术等。

　　根据泪道不同阻塞部位、阻塞程度,所适用的治疗方法不同。目前一些医院开展的泪道内镜下微创治疗,手术切口小、恢复快、面部没有瘢痕,降低了医源性创伤,提高了治愈率。

治疗时痛苦吗,治疗创伤大吗

　　泪道阻塞的治疗原则是运用微创的理念来进行治疗。顾名思义,微创就是微小创伤,手术切口小、创伤小、出血少。针对泪小管阻塞,医生可以在泪道内镜引导下实施激光治疗,打破了传统的治疗模式,由盲目的凭借手感转变为在直视下进行操作,实现了泪道疾病治疗精准性的飞跃。对于鼻泪管阻塞或慢性泪囊炎用鼻内径路进行手术,起到皮肤不留瘢痕、不损伤泪液泵的效果,手术后能更快、更好地发挥泪液的引流功能。

泪道阻塞或炎症可以预防吗

　　答案是肯定的。首先要注意眼部卫生,定期进行眼科检查,出现流泪症状要及早诊治。及时彻底治疗沙眼、睑缘炎等外眼部炎症,不给细菌以可乘之机,以免诱引发泪囊炎。

为了让更多的患者"擦干眼泪",我们怎么做

　　为了提高泪道阻塞的治愈率、减少手术创伤,医生可以根据各项泪道检查结果,综合判断病情,制定个性化的治疗方案,同时采用先进的技术和仪器因地制

宜地制定治疗措施,直视下微创对症治疗,解除泪道阻塞和流泪的痛苦,让更多的患者"擦干眼泪"!

 ## 53 常见眼病　早防早治

罗　敏　眼科主任医师

6月6日是"全国爱眼日"。最新流行病学研究发现,我国有约 2 430 万人为低视力人群,465 万人为盲人。其中,白内障是我国目前低视力和致盲的最主要原因,黄斑变性为其次原因,青光眼是第三大视力损伤和致盲的眼病。对于这 3 种最常见眼病,早预防、早发现、早治疗十分关键。

白内障

所谓"白内障"就是眼球的晶状体变得混浊,如同照相机的"镜头"变得不透明,影响到光线进入,引起视物模糊。根据晶状体混浊的程度不同,患者会出现不同程度的视力减退,双眼多同时发病,也可有先后发病,双眼进展程度不同步。

近视患者出现近视度数加深,看近距离物体或书籍显得更轻松、老视改善,这些都提示发生了白内障。有的患者虽然视力下降不明显,表现为看物体颜色变暗或呈黄色等,尤其是在光线不充足或夜间驾驶时对外界环境的辨别能力下降。

对可能患有白内障的人群,应当到正规医疗机构进行视力及验光等初步的眼部检查,排除由于屈光不正等引起的视物模糊,必要时进一步检查,排除青光眼或者眼底病变等。不主张在未明确原因的情况下擅自滴用各种眼液,这样非但解决不了问题,反而会带来眼部干涩、过敏等症状。目前世界上还没有一种药物被证明可以确切有效地延缓或治疗白内障的形成或阻止它进一步发展,对于发生视力损害的白内障患者,应当手术摘除混浊的晶状体并植入人工晶状体从而恢复视力。

黄斑病变

黄斑是人眼视网膜的最重要部分,负责最为敏锐的视觉。如果黄斑发生变性,将直接导致视功能受损。最为常见的是年龄相关性黄斑变性,另一类是高度近视性黄斑变性。前者与年龄、长期慢性光损伤、遗传、代谢等有关,而后者与高度近视导致的视网膜变薄、变性有关。但两者均可引起较为明显的视觉障碍,有的患者视力逐渐下降,同时伴有视物变形,有的患者出现视野正中的黑影遮挡,严重的可由于继发新生血管出血导致视力严重减退。对于可能患有黄斑变性的患者，或者有遗传家族史的人群，应当定期进行眼科检查，以早期发现病灶，观察眼底视网膜的变化情况。

在这里推荐一种简单的自查方法，将一张方格纸放于眼前 30 cm 处，标出中心点，分别遮盖左右眼，凝视中心点时若发现任何直线出现扭曲或者不连续，就可能是黄斑变性出现的征兆，应该联系视网膜专科医生做详细的检查。

对于早期的黄斑变性，可以口服维生素 C、维生素 E、叶黄素等防止自由基对细胞的损害，起到营养视网膜组织的作用。在户外活动时可以佩戴深色眼镜，减少视网膜的光损伤。而对于出现严重视力损害甚至并发症的黄斑变性患者，应当积极进行激光或者手术治疗，减少视力丧失的危险。

青光眼

青光眼是一种视神经纤维受损的疾病，通常由高眼压及其他各种不良的神经、血管因素引起。青光眼有不同种类，有些如急性闭角型青光眼，可伴有眼胀甚至急性发作的头痛、恶心，丧失视力危险很大，应当及时就诊。有些青光眼则表现为视力的缓慢下降，或特征性的视野缺损，不易在早期被发现。因而如果经常出现眼胀痛、眼干及视力模糊，就要去医院进行排查青光眼的相关检查。

对于 45 岁以上人群来说，每两年一次的眼部体检很重要，而伴有青光眼家族史的则应当每年进行随访。由于目前的医学水平尚无法治愈青光眼，但是早期发现则可以较好地预防和控制。现代观点认为青光眼是一种典型的身心疾病，紧张、焦虑、忧郁等情绪，以及工作生活压力大、自主神经功能紊乱等因素，会促进青光眼的发生。因而对于易感人群来说，保持良好的心境和稳定的情绪很重要。

54　"炯炯有神"的风险

林　明　眼科副主任医师

高鼻梁、大眼睛，大概是所有亚洲女性梦寐以求的长相，但在医生看来，这未必健康。大眼睛伴随的眼球突出，可能是某些疾病的最初表现，如果观察到自己有大小眼，更进一步提示你得去正规医院的眼科看看了！要知道，单侧或双侧眼球突出可能指向肿瘤、内分泌、眼病等多种疾病。

案例

周先生 1 年前发现自己左眼看着比右眼大，经医师初步检查后认为可能是

近视造成的眼球变大，没作处理。而后，看着越来越大的左眼，周先生不放心，赶紧到一家大医院就诊。眼眶病专家检查后认为存在眼眶内占位病变的可能，眼眶 CT 检查发现，眼眶后段有一个团块状物体，进一步做磁共振成像检查，诊断为左眼眶内海绵状血管瘤。通过手术完整摘除瘤体，周先生的眼突获得改善，不仅恢复了原先的外观，双眼睁开大小也不再有差异。

专家解读

中国人正常眼球突出度在 12～14 mm，平均 13 mm，两眼差值不超过2 mm，超过此范围即为眼球突出。许多眼眶疾病，比如海绵状血管瘤，眼球突出是病变的明确体征，但由于肿瘤生长缓慢，早期缺乏症状和其他体征，往往会被忽视。此外，如果是在短时间内出现的眼球突出，伴随视力下降、剧烈疼痛等，应高度怀疑急性恶性病变，须尽快到医院排查原因，以免耽误治疗。

病因多样，未必是眼睛出毛病

眼球突出原因较多，常见的有以下。

（1）肿瘤导致的。

眼眶肿瘤大多原发于眶内，少部分由附近的鼻旁窦蔓延而来，极少由全身转移而来。眶内血管性肿瘤如海绵状血管瘤、神经源性肿瘤、皮样囊肿、泪腺肿瘤、嗜酸性肉芽肿及其他部位的转移性恶性肿瘤等均可引起眼球突出。

（2）内分泌性眼球突出。

这种眼球突出最常见的原因分为甲状腺素性眼球突出和促甲状腺素性眼球突出。前者为甲状腺功能亢进引起，后者是指垂体分泌的促甲状腺素分泌过多而发生的眼球突出，多见于甲状腺相关性眼病（TAO）。

TAO 是一种与自身免疫性甲状腺疾病密切相关的眼病，是由于活化的 T 细胞侵犯眼眶和球后，刺激糖胺葡聚糖在成纤维细胞中产生，结果使眼睑、眶周围组织水肿，淋巴组织浸润，眼外肌肥厚失调。

（3）炎症性眼球突出。

一种是眼眶急性炎症，如眼球筋膜炎、眼眶蜂窝织炎、海绵窦血栓静脉炎等；另一种是眼眶的慢性炎症，如炎症假瘤。可表现为眼球移位、运动受限、复视，炎症波及眶内引起视神经炎或脓肿压迫视神经可出现视力下降。

（4）外伤性眼球突出。

外伤性眼球突出常见于外伤后眼眶内出血、眼眶内气肿或外伤性颈动脉海绵窦瘘。

除了眼突症状，其他的伴随症状也有助于医生诊断病因。如疼痛、流泪、视物重影和眼睑肿胀,多见于内分泌性眼球突出及炎症性眼球突出;视物重影几乎在所有原因的眼球突出都可以见到;而无痛性、隐匿性的眼球突出往往见于良性肿瘤所致的眼球突出;视力下降则多提示眶内病变已经累及视神经。

排查病因很重要

眼眶病病因复杂,并且常不能直观检查,在诊断上更多需要依靠影像学检查,如 CT、MRI 等。

针对不同病因,其他辅助检查可以提供有助于诊断的信息。比如内分泌性眼球突出,甲状腺功能检查能够帮助确诊;炎症性眼球突出患者的血象检查可以提供诊断依据;眼眶血管瘤患者往往需要 B 超检查以了解其血流状况;搏动性眼球突出的患者在眼眶区域往往会出现血管杂音,这个时候一个听诊器就能发挥作用。

眼睛上动刀,小切口是趋势

针对不同病因,治疗方式也不同。

(1)眼眶肿瘤性突眼,小切口手术。

眼眶肿瘤多需要通过手术治疗解决。传统手术方法是各种开眶手术,损伤较大,术后反应较大。现在采用计算机导航辅助设计,与各类内镜的联合应用,可以通过很小的切口彻底清除肿瘤,大大提高了手术的安全性。

(2)内分泌性突眼,个性化方案。

抗甲状腺药物、手术和 ^{131}I 三种方法均可用于治疗甲亢合并突眼,关键在于保持甲状腺功能正常。

单纯性突眼无须特殊处理,大部分随甲状腺功能恢复而消失。轻度浸润性突眼患者建议随访。中重度活动性浸润性突眼患者可选用甲泼尼龙冲击治疗和眼眶低剂量放疗,必要时可选生长抑素类似物或其他免疫抑制剂。

临床表现为单侧或双侧眼球突出、运动障碍、结膜水肿、睑裂闭合不全、眼睑退缩、眶压升高等,甚至继发角膜溃疡和压迫性视神经病变(CON),最终危及视功能,可作为眼眶减压手术的适应证。此外,美容要求、充血性 TAO、药物治疗难以缓解的青光眼、合并糖尿病等全身疾病激素治疗禁忌者,都可考虑行眼眶减压手术。

提倡对每个患者制订个性化的手术方案,采用美容切口,在计算机导航下精确减压,使眼眶减压术的安全性和有效性大大提高。

(3)炎症性突眼,需要规范抗感染。

如视神经炎症较轻、时间短,经抗感染、消肿后视力可恢复。如长期视神经炎、视神经受压引起视神经萎缩变性，则术后视力难以恢复。应及早诊断早治疗，及早清除病灶。

（4）外伤性突眼，早期可冷敷。

眼眶出血通常只需观察。早期可冷敷或加压包扎，48小时后改湿热敷。可全身使用止血药物或抗生素。当眼球突出造成角膜暴露或视功能受损而危急眼球时，应及时手术。

眼球突出临床较常见，由于病因众多，涉及多学科，易误诊误治，处置不当可对患者造成严重后果，甚至导致生命丧失。因此，出现这类症状应高度重视，到正规医院完善各项相关检查，必要时行全身检查尽早明确。

 甲状腺疾病患者　请关注您的"视"界

周慧芳　眼科副主任医师

甲状腺疾病的患者常常被眼睛带来的不适所困扰：为什么我的眼睛变突出了呢？为什么我的眼睛总是布满血丝、干涩难忍？为什么我看东西越来越模糊？为什么我的甲状腺功能已经控制正常了，但是我的眼部情况没有改善，甚至进一步加重了呢？眼科医生会给您答案：因为您得了甲状腺相关眼病。

什么是甲状腺相关眼病

甲状腺相关眼病是一类自身免疫系统失调引起的慢性、多系统损害的疾病。以水肿、眼球突出、复视为主要临床表现，又称为Graves眼病。是成年人最常见的眼眶病，也是引起单眼或双眼突出的常见原因。甲状腺相关眼病可伴有不同程度的甲状腺症状，包括甲亢、甲减，也可能甲状腺功能正常。

人的免疫系统就像一支军队，24小时保护着身体的健康，抵御有害物质的入侵。自身免疫性疾病的特征就是免疫系统的功能异常，产生抗体攻击自身体内的正常细胞。由于甲状腺和眼眶组织在免疫学上有相似之处，使甲状腺和眼眶同时受到自身抗体的攻击，既引起甲状腺功能的异常，又会发生各种各样的眼部问题。

甲状腺相关眼病如何影响眼睛

人的眼眶就像一个房间，四面墙就是眼眶壁，房间里有眼球、神经、肌肉和脂肪等。在异常免疫功能的影响下，肌肉和脂肪变性，体积随之慢慢变大，逐渐压迫眼球和视神经。由于空间有限，房间变得越来越拥挤，眼球为了改善"住房条

件"，只能"违章搭建"到屋外，于是便出现了眼球突出、眼睑退缩、眼球运动障碍等，是甲状腺相关眼病最常见的表现。70%以上的患者最早出现的是眼睑退缩和眼球突出，使每个患者都像在怒目而视。由于眼球突出和眼睑退缩，患者的眼睛更容易暴露在风、尘等环境中，变得非常干涩。常伴有眼部刺激和不适、眼部炎症、流泪、怕光和视物模糊。严重时发展为暴露性角膜炎、角膜溃疡和穿孔，严重危害视力。同时，眼眶内肌肉的体积可以增加到原来的8～10倍，并且逐渐发生瘢痕化，造成视物双影和斜视。病变发展到一定程度后，就会影响到视神经，出现视力急剧下降，甚至失明。

如何治疗由此带来的眼部问题

甲状腺相关眼病的治疗包括非手术方式和手术方式，需要结合这两种方式来治疗患者的眼部症状。

（1）非手术治疗。

甲状腺眼病初期治疗主要目的是减少炎症及保持眼部湿润。可以建议患者在白天频繁使用人工泪液、晚上使用油膏，来保证眼表的润湿从而防止干燥。另一种有效的方法是睡眠时床头稍抬起，这使得睡眠时眼窝中部分水肿建立了引流通道从而减少了清晨水肿的程度。部分患者发现减少膳食中盐摄入量可以帮助控制眶周水肿的程度；还可以佩戴太阳镜眼镜缓解畏光。有时，在初始期炎症很严重，需要采用激素类药物或放射治疗来改善症状。

（2）手术治疗。

大部分患者在疾病几个月到几年后会趋向平稳，炎症和水肿逐渐消退。在稳定期我们经常讨论手术治疗的可能性，处理不同的由甲状腺疾病造成的眼部功能和美容上的缺陷。例如，眼球突出、视神经压迫性病变、斜视、眼睑退缩及角膜暴露等。

甲状腺相关眼病的患者通常需要一种以上的手术治疗。制订手术方案及手术时机的选择都与患者的预后有非常密切的关系。需要根据每个患者不同的情况，制订个性化的手术方案。手术方案一般分为3步：①首先做眼眶减压以解除视神经受压症状；②其次是斜视矫正术，复位眼球和眼外肌，以矫正眼球运动和减轻复视；③眼睑手术，复位眼睑肌肉、改善眼睑的位置异常，以矫正眼睑退缩，缓解干眼和改善外观。目前，甲状腺疾病引起的眼部问题均可以通过治疗得到良好的改善，重新回到正常的"视"界。

56 交通事故发生后　要重视眼眶骨折

李　瑾　眼科主任医师

近年来,随着我国汽车拥有率的快速增长,交通事故多发,眼眶外伤尤其是眼眶骨折的发病率大幅度增加,仅上海交通大学医学院附属第九人民医院眼科每年就完成各种眼眶骨折整复手术1000多例。

眼眶骨折大多需要进行手术整复。早期手术效果良好,不仅可最大限度恢复眼眶的正常解剖结构和颜面外形,还有望改善和恢复患者的视功能。晚期手术治疗的重点在于修复眼眶骨折畸形,改善患者容貌,视功能损害往往难以恢复。

眼眶骨折需要早期发现,早期处理,但大多数患者对眼眶骨折这个疾病并不认识,往往延误治疗造成损失。因此,我们从以下4个方面对眼眶骨折进行概述,希望大家能对这个疾病有一个比较全面的了解。

什么是眼眶骨折

眼眶位于面中央并向前突起,容易遭受外力打击发生骨折。眼眶骨折是指包绕眼球构成眼眶的颅颌面骨骼在外力作用下的断裂或移位。眼眶内重要结构甚多,如眼球、视神经、眼外肌及其他血管神经等,这些结构依赖眼眶的保护,易在眼眶骨折时受到损害。

外伤后为何要检查排除眼眶骨折

(1)眼眶骨折首先会引起视力损伤。患者可因视网膜和视神经顿挫伤致使视力下降。视力下降的原因包括眶内段视神经钝挫伤、视网膜钝挫伤、眼内出血、晶体脱位、眼球破裂伤等。视神经管骨折所致的视力下降往往十分严重,甚至导致失明。

(2)眼眶骨折会引起眼球内陷和移位。出现眼眶骨折后,部分患者因眼球支撑作用的不足而表现出假性上睑下垂。复合性眼眶骨折由于其眶壁缺损较大,以及骨折眶缘和眶壁的移位,眼球内陷和移位更加明显,有时甚至看不到眼球。

(3)眼眶骨折会引起眼球运动障碍和复视。复视就是平时我们说的"看东西有重影"。眼眶骨折造成的复视多由软组织和眼外肌嵌顿、眼外肌损伤、眼球移位和运动神经损伤造成,处理相当复杂,它与麻痹性斜视产生的复视完全不同。

（4）眼眶骨折还会引起眼眶畸形、感觉神经障碍、内眦畸形、泪小管断裂、鼻泪管骨折、慢性泪囊炎等，同时复合性眼眶骨折可因严重眼球破裂伤而摘除眼球，导致无眼球眼窝凹陷等。

外伤后需要检查哪些项目来排除眼眶骨折

眼眶骨折的诊断主要依据外伤史、体检和影像学检查。眼眶骨折患者有明确的外伤史。影像学检查，尤其是 CT 检查，是诊断眼眶骨折的"金标准"，不仅可明确诊断眼眶骨折，还可确定骨折部位及其范围、受损程度，为临床治疗提供极其有益的参考。

哪些眼眶骨折需要手术

眼眶骨折的早期手术治疗主要指外伤后 3 周内进行的手术治疗。

在患者身体状况允许的情况下，所有复合性眼眶骨折都需要早期手术治疗。

眼眶骨折早期手术治疗的目的主要是消除和改善功能性复视，预防和矫正眼球内陷，修复和重建眼眶形状，矫正、改善眼眶畸形。

早期手术治疗具有很多优点：①早期手术使嵌顿或陷入的软组织（脂肪、眼外肌、韧带）尽早松解，极大程度地减轻缺血、瘢痕形成和坏死萎缩的发生；②复合性眼眶骨折的早期手术，可将移位的骨折块轻松复位和固定，手术效果好；③早期手术使眶下神经减压，预防眶下神经分布区域发生感觉障碍；④早期眶底探查使临床检查的假阴性病例得到及时治疗；⑤早期手术在功能和美容方面都能获得较好效果，并发症少，晚期手术则较难达到早期手术的效果。

57 吃蜂蜜会得乳腺癌么

顾 岩 普外科主任医师、教授

上海读者吴女士问：我的女儿 18 岁，以前大便干得出血，去年开始吃蜂蜜，大便转好。但是，我听朋友说，吃蜂蜜会得乳腺癌，请问这是真的么？

上海交通大学医学院附属第九人民医院普外科顾岩教授答：要回答这样的问题首先让我们来了解一下蜂蜜吧。蜂蜜是蜜蜂从开花植物的花中采得的花蜜在蜂巢中酿制的蜜。古代书中就有对蜂蜜的描写：《神农本草经》把"石蜜、蜂子、蜜蜡"列为上品，指出有"除百病、和百药"的作用，且"多服久服不伤人。"蜂蜜中含有与人体血清浓度相近的多种无机盐和维生素、铁、钙、铜、锰、钾、磷等多种有机酸和有益人体健康的微量元素，以及果糖、葡萄糖、淀粉酶、氧化酶、还原酶等,具有滋养、润燥、解毒、美白养颜、润肠通便之功效。蜂蜜的成分非常复杂,已经被鉴别出的物质就有百余种,当然蜂蜜中也会含有少量的雌激素。看到这里很多人会害怕说:你看,蜂蜜中果然含有雌激素吧,雌激素就会导致乳腺癌的发生。其实我们生活中的很多食物都含有雌激素,它们是:大豆及其制品、小麦、黑米、扁豆、洋葱、苹果、石榴、银杏、茴香、葵花子、咖啡、亚麻籽、谷类、葵花籽、芝麻、洋葱、葡萄酒、花生酱等许多食物中含有微量的雌激素。那是不是食用了这些食物都会导致乳腺癌的发生? 其实蜂蜜中雌激素的含量也是非常微量的。所以,喝蜂蜜水并不会导致乳腺癌的发生。而且各项研究均显示:蜂蜜具有抗感染、抗氧化、抗菌、抗高血压、调节心血管和血糖的效果,在各种癌症的抗转移、抗增生中起作用。

最后让我来告诉大家一些防治乳腺癌的秘诀:

秘诀一:愉快的心情 心情好,卵巢保持正常排卵状态,孕激素分泌正常,乳腺就不会因受到雌激素的单方面刺激而出现增生,已增生的乳腺也会在孕激素的作用下逐渐复原。

秘诀二:健康的饮食 遵循"低脂高纤"饮食原则,多吃全麦食品和蔬菜,控制动物蛋白摄入,同时注意补充适当的微量元素。

秘诀三:重要的妊娠哺乳 妊娠令孕激素分泌充足,能有效保护、修复乳腺,而哺乳能使乳腺充分发育,并在断奶后良好退化,不易增生。

秘诀四:定期检查、适当运动 每月对乳房做一次自检,定期到专业机构做乳腺检查。

秘诀五:和谐的性生活 和谐的性生活能调节内分泌,刺激孕激素分泌,增加对乳腺的保护力度和修复力度,性高潮刺激还能加速血液循环,避免乳房因气血运行不畅而出现增生。

 58 切口疝——你了解吗

王 萍 普外科主管护师

案例

张大爷最近苦恼不已,因为肚皮上长了一个皮球大小的包块。原来老先生5年前因胆囊结石做了胆囊切除手术,术后恢复倒也挺顺利,只是切口下端有感染,经过医生的换药,一个月后就恢复了。可是半年后,老先生洗澡时无意间摸到手术瘢痕的下端有个凸出的包块,核桃大小,软软的,不痛不痒,一按压就缩回去了,也就没当回事,另外儿女也忙,张大爷怕给他们添麻烦也就没说。可是那个不争气的包块越来越大,于是便出现了文前的一幕。张大爷的儿女闻讯后马上带他去医院就医,经医生检查,诊断为巨大的腹壁切口疝,需要住院手术。

专家解读

什么是腹壁切口疝

其实它是"疝气"的一种,是因手术后切口愈合不良,加上腹腔内的压力增高(如慢性咳嗽、便秘等),腹壁上形成一个缺口,导致腹腔内的小肠等脏器通过这个缺口向外突出而形成的。

那么切口疝有哪些症状呢

最常见的是切口处有包块出现,通常用力时(如咳嗽、大便等)明显,平卧后缩小或消失。早期包块很小,但增大往往非常快,就好比防洪堤上一旦有一个裂缝,很快整个堤坝就会被冲垮一样。许多患者就诊时包块已像皮球大小,腹部如同孕妇一般。可伴有食欲缺乏、便秘、腹部隐痛等。病程长的,疝块内的脏器往往不能完全回到腹腔,部分甚至引起肠梗阻,患者会出现恶心呕吐、腹痛、排便排气停止等,此时就会有生命危险。

为什么会发生切口疝,如何预防

第一,切口一期愈合,疝的发生率小于 1.0%,一旦感染,其发生率增至10%。因此,与切口疝发生有关的最常见因素是切口感染。第二,术后腹内压力过高,如剧烈呕吐、明显腹胀、多量腹水、慢性支气管炎或术后并发肺部感染所致的咳嗽、便秘、前列腺增生所致的排尿费力,均可使缝线撕脱或组织撕裂,从而诱发切口疝。因此,吸烟者应戒烟,慢性支气管炎急性发作者应积极予以抗感染、止咳、平喘治疗。前列腺增生者可给予 α 受体阻滞剂,以解除排尿困难,术后还特别要注意防治肺部感染和保持大便通畅,及时处理腹胀,对腹部切口应适当给予腹带包扎。第三,老年患者切口疝的发生率(83.8%)明显高于年轻人,与其蛋白质转换功能低下和组织愈合能力低下有关。故老年人术前应注意改善全身情况,尤其是合并贫血、低蛋白血症等营养不良者应尽可能纠正。维生素缺乏可以引起营养代谢异常,使切口愈合不良,凝血功能障碍,术后应注意补充蛋白质及维生素,以促进切口愈合。

张大爷住院后,医生采用了先进的手术方案,通过腹腔镜用一块人工材料(俗称"补片")作了切口疝的修补,原先老先生想腹壁上这么大一个洞,手术后肯定半条命没了,结果出乎意料,术后恢复十分顺利,只是腹壁上打了 3 个小洞,也没上次开胆囊时刀口那么疼,开完刀4天后就出院了,没了肚子上那个大包后感觉浑身轻松自在。什么是腹腔镜补片修补术呢? 那得先从传统的切口疝修补术说起,传统手术是将切口缺损边缘组织直接强行缝合起来,由于缝合时张力较大,术后复发率高达50%。近年来补片手术的开展使切口疝的疗效有了巨大改观,手术就好像是打个补丁一样,复发率大大降低。采用腹腔镜的微创技术避免了开放手术在原手术切口上的"雪上加霜",只需在腹壁上打三四个孔就能解决问题,因此术后疼痛少,恢复快。上海交通大学医学院附属第九人民医院普外科近年来已应用上述方法治愈各类切口疝百余例,大者犹如足球,年长者中有八旬老人。

在住院期间,如何治疗护理

最主要的是术前腹带的使用,防止腹腔间隔综合征,让疝囊内容物逐渐回纳腹腔,避免术后腹腔体积骤然减少而导致的呼吸困难,同时有利于降低缝合时腹壁的张力;对糖尿病患者,为提高手术成功率,需按时遵医嘱给药,口服降糖药者逐步过渡为皮下或静脉用药,密切监测血糖值,将血糖控制在 7 mmol/L 以下后行手术;充分的肠道准备也可以减少术后肠胀气和避免术后早期排便,以避免术后早期腹内压增高,促进补片更好地与组织修复,提高手术成功率,降低复发率。术后也要求患者继续使用腹带,同时进行正确咳痰和深呼吸,可进行超声雾化吸入协助排痰,继续进行呼吸功能训练,以促进肺功能的恢复,防止肺不张、肺部感染等并发症;保持大便通畅;密切监测血糖,将血糖控制在相对理想的水平,以利于切口的愈合。出院后也不宜进行重体力劳动,清淡饮食并定期门诊随访。

张大爷的切口疝是顺利治愈了,但需要指出的是:切口疝,尤其是巨大切口疝,仍然不是一个小病。切口疝形成后,腹腔内的脏器离开了原来的位置,腹腔压力明显降低,机体习惯了低压力,一旦手术后脏器重新回到腹腔,增加的腹腔内压力可能会引起心肺功能紊乱,因此有较大的手术风险。切口疝是没有自愈可能的,因此,一旦确诊为切口疝就应当尽早手术治疗。

59 胖人睡觉打呼噜是睡得香吗

王 兵 普外科主任医师

什么是病态肥胖

体重超重和肥胖已成为全球范围的流行病。肥胖是指一定程度的明显超重与脂肪层过厚,是体内脂肪尤其是甘油三酯积聚过多而导致的一种状态。单纯性肥胖症是指营养过剩导致体内脂肪堆积的复杂的慢性代谢性疾病。

当摄入的食物和饮料所提供的能量大大超出了肌体新陈代谢和基本生理运动的时候，体重将会增加以至引起肥胖。肥胖病已成为发达国家和发展中国家面临的最严重的公共健康问题。它与艾滋病、吸毒和酗酒共同组成了新的四大社会医学难题。公布在 *Lancet* 杂志上的调查研究结果表明，目前全世界超重及肥胖人群总数从 1980 年 8.57 亿已增长到目前的 21 亿，这差不多相对于 30% 的地球人口了。而目前全球 6.71 亿肥胖人群中，美国居于榜首，占全球肥胖人群的 13%；第 2 位则是中国，中国现在有 4 600 万成人"肥胖"，3 亿人"超重"。据世界卫生组织报道，每年由于超重产生的并发症夺取了约 340 万人的生命。现如今，管不住嘴的"无肉不欢、三高（高油高盐高糖）饮食"，迈不开腿的"以车代步、上班电脑扫描仪、回家沙发土豆"等因素让胖子越来越多。

病态肥胖及伴发疾病有哪些危害

肥胖病是一种代谢性疾病，可以引起多种并发症。体内多余的脂肪组织是代谢疾病的重要的危险因素。为此，世界卫生组织已将肥胖病确定为影响健康的第五大危险因素。

肥胖病的危害是严重的，肥胖病患者由于体形肥大臃肿、行动不便使日常生活、就业和工作受到不同程度的影响，甚至可引起严重的心理和社会问题，从而导致心理障碍和抑郁症。除此之外，肥胖病还可引起一系列的并发症，并随着年龄的增长而成倍增加。如：睡眠呼吸暂停综合征（OSAHS）、2 型糖尿病、高血压和其他心血管疾病、高脂血症、肿瘤、关节损伤、高尿酸血症、男性性功能异常、多囊卵巢综合征、抑郁症等。

随着体重指数的升高，过早死于代谢性疾病的风险也随之增大。世界卫生组织已将肥胖病作为严重的慢性疾病而进行重点防治。

我有没有肥胖病

体重指数（BMI）是重要的衡量理想体重的测量方法，其计算公式为：$BMI=$体重（kg）/身高（m^2）。《中国肥胖病外科治疗指南》（2007）参照亚太地区成人 BMI 指数分类规定：BMI 在 18.5～22.9 为健康，在 23.0～24.9 范围内为超重，在 25.0～29.9 为 = 1* ROMAN Ⅰ 度肥胖，在 30～34.9 为 = 2* ROMAN Ⅱ 度肥胖，大于 35 为 = 3* ROMAN Ⅲ 度肥胖。

对于亚太地区的肥胖人群，腹围也是判断肥胖的标准之一，如果男性腹围超过 90 cm，女性超过 85 cm，也称之为肥胖。

为什么肥胖的人睡觉容易打呼噜

谈到肥胖，大家都比较关心的是外形、体重等，而现在，大家都开始关注内脏脂肪对健康的影响。打鼾和肥胖的关系与此类似，肥胖体型的人不仅表现在外表上，其体内的软腭和咽腔侧壁和后壁上也附着有大量的脂肪，这些原因导致了上呼吸道变窄。另外，肥厚的舌体也同样会阻碍喉部通道，尤其是睡眠时处于仰卧位，舌体后坠，更易引起睡眠呼吸障碍，产生打鼾。因此，肥胖的人的身体构成使其容易打鼾。

如果我有打鼾的症状，我是否该就诊呢

睡眠呼吸障碍的表现不仅仅是睡眠中打鼾，还有其他表现。这里给大家一个初筛的标准：除了打鼾以外，如果你有高血压/肥胖/小下巴/白天精神不佳之一，那么你需要及时就诊。其中，白天精神不佳可以通过 Epworth 量表来测定，超过 11 分，就表明白天精神不佳。如果男性年龄在 35～50 岁，女性处于绝经期后，那就更需要注意了。

打鼾会严重到威胁生命吗

会。在第七届国际睡眠呼吸障碍会议上，大家达成了一个共识，如果不注意睡眠呼吸暂停的治疗，那么会诱发或者加重许多常见病、多发病，比如高血压、心脏病、糖尿病等。现在的统计资料表明，87%的睡眠呼吸障碍患者中伴发有高血压，35%伴有冠心病，72%伴有糖代谢紊乱或糖尿病。最新研究发现，睡眠呼吸障碍患者睡眠中突发心肌梗死和脑梗死的概率是正常人群的 3 倍。同时，有效的针对性治疗睡眠呼吸障碍可以控制 1/3 以上的高血压，纠正 25%的糖代谢紊乱，并降低心血管疾病的发病率 20%，这说明，这些严重威胁生命健康和生活质量的疾病与睡眠呼吸障碍有着密切的联系。

由于 OSAHS 疾病复杂，涉及口腔颅颌面科、口腔正畸科、呼吸内科、神经内科、手术麻醉科和我们普外科，我院自 2004 年起开展多学科协作治疗肥胖合并重度 OSAHS 的工作，我们曾救治 BMI 为 72.8（体重 175 kg，身高 155 m），AHI 超过 148 的危重患者，患者入院后患者已处于呼吸衰竭状态，从入院到出院患者始终戴着呼吸机辅助呼吸，经过多学科的缜密协作和配合，患者出院后一个月体重骤减 24 kg，AHI 也随之下降，并逐步摆脱了呼吸机，使患者逐步能够生活自理并回归社会。

那什么是 AHI 呢？呼吸暂停低通气指数（apnea-hypopnea index，AHI）是指每小时睡眠内呼吸暂停加上低通气的次数。呼吸暂停是指睡眠过程中口鼻呼

吸气流完全停止 10 秒以上；低通气是指睡眠过程中呼吸气流强度（幅度）较基础水平降低 50％以上，并伴有血氧饱和度较基础水平下降≥4％。AHI 正常值＜5，当＞70 时有猝死的可能。

哪些人需要外科手术治疗

以往外科医师仅重视患者的 BMI，由于个体不同，年龄差异，地区特点，肥胖病类型不一，同等 BMI 对个体的危害也不同，单纯以 BMI 为指标已无法适应当今形势。目前，各地区根据肥胖病对人体的危害，从当地特点出发指定了不同的 BMI 适应指标。

根据《中国肥胖病外科治疗指南》(2014)建议：以下情况可考虑行外科手术治疗：

（1）确认出现与单纯脂肪过剩相关的代谢紊乱综合征，如睡眠呼吸暂停综合征、2 型糖尿病、心血管疾病、脂肪肝、脂代谢紊乱等，且预测减重可以有效治疗。

（2）BMI 是判断是否适合手术的重要临床标准：BMI≥32.5，积极行手术治疗；BMI 为 27.5～32.5，合并 OSAHS 者。

（3）腰围：男≥90 cm，女≥85 cm；血脂紊乱。

（4）高甘油三酯血症（空腹 TG≥1.70 mmol/L）、低高密度脂蛋白胆固醇（男性空腹高密度脂蛋白胆固醇（HDL - ch）＜1.03 mmol/L，女性空腹 HDL - ch＜1.29 mmol/L）、高血压（动脉收缩压≥130 mmHg 或动脉舒张压≥85 mmHg）。

（5）年龄 16～65 岁。

（6）患者了解减肥手术方式，理解和接受手术潜在的并发症风险；理解术后生活方式、饮食习惯改变对术后恢复的重要性并有承受能力，能积极配合术后随访。

哪些人不具有接受减重手术的资格

（1）活性物质滥用者。

（2）精神疾病患者。

（3）临界型人格障碍。

（4）精神分裂症。

（5）活动性严重抑郁症。

（6）暴食型摄食障碍。

（7）完全拒绝改变生活方式和拒绝跟踪治疗的人。

（8）癌症、肺结核和艾滋病（HIV）患者。

（9）胃溃疡患者。

(10) 手术高风险人群。

(11) 孕妇。

减重手术有哪些

减重手术大致有 3 类：

(1) 限制性手术：

减少食物摄取量,如腹腔镜胃袖状切除术。

(2) 限制性和吸收改变型手术：

减少食物摄取量,使你对摄取食物的吸收减少,如胃旁路手术。

(3) 吸收改变型手术：

适度改变食物摄取量,使你只吸收所摄取食物的一小部分,如胆胰分流术。

目前最常用的手术以腹腔镜胃袖状切除术和胃旁路手术为主。当然,您具体采用何种术式,可以咨询我们的专业团队。

减重手术对健康有哪些影响

国外最新的研究成果显示,5 年随访下来,病态肥胖手术患者的病死率为 0.68％,而不做手术的患者的病死率高达 6.17％。因此,病态肥胖不治疗的风险远高于手术风险,且手术后能部分或彻底改善肥胖以及相关疾病。

预期的体重减少量为多少

减重手术后,从长期来看,患者一般能减少 50％～60％的多余体重：一项近期的 14 年长期研究显示减重是可持续的。不同的手术方法所减体重会有所不同。多学科的支持也是必不可少的。然而,预期能减多少体重,其受制因素很多：

(1) 您的年龄。

(2) 您手术前的体重。

(3) 您的一般健康状况。

(4) 您接受的手术类型。

(5) 您的锻炼能力。

(6) 您遵守饮食指导和其他跟踪治疗的决心。

(7) 您自身的减重动力,以及家人和朋友的支持。

其中,您的减重动力是整个过程的关键。

60 声音嘶哑是感冒引起的吗

许晨婕　耳鼻喉科住院医师

门诊中常常遇到一些患者主诉感冒时常伴有声音嘶哑。还有一部分患者并没有感冒，也感觉说话时嗓子不舒服，声音也有些哑，经常误以为自己感冒了，误用口服抗生素。然而，声音嘶哑只是感冒引起的吗？

声音嘶哑，亦称"声嘶"，是喉部的发音功能障碍。由于各种原因引起的粗糙声音称"嘶"，重度甚至失音者为"哑"。

引起声音嘶哑的原因很多，往往与以下几个方面有关：一出生即存在的声音嘶哑可能为先天性疾病；突发的失音，多为精神因素引起；演员、教师、售票员等容易过度用声的职业，易因慢性喉炎而患声带小结或声带息肉；声音嘶哑伴有发热、咽喉痛，多因急性炎症而起；声音嘶哑进行性加重及伴有痰中带血、吸气性呼吸困难则多考虑肿瘤。

声音嘶哑是耳鼻咽喉科常见症状，但正因其常见，所以容易使人疏忽，错过最佳诊疗时机。因此，凡中年以上尤其是男性嗜烟者，不明原因持续声音嘶哑两周以上，休息噤声后不可缓解，伴痰中带血，一定要到医院做详细的喉部检查。

治疗声音嘶哑除查清病因、采取相应措施治疗外，还应该重视平时的保健，如戒除烟酒、滥用嗓音等不良习惯。从事用声职业者应注意掌握正确的发声和运气方法，避免过度用声。青春期的变声属生理性，只要适当注意喉部保健，无须特殊治疗。

 61 "臭宝贝"要当心鼻腔异物

许晨婕　耳鼻喉科住院医师

出诊时经常遇到一些家长反映宝宝最近老是单侧流脓涕，爱用手指抠鼻子，老师和家长总觉得孩子的鼻子臭臭的。这种情况要当心鼻腔异物的可能。

鼻腔为什么会有异物

鼻腔异物是耳鼻咽喉科的常见病，多见于5岁以下儿童。这个阶段的儿童对于新鲜事物处于探索阶段，好奇心较重，喜欢用身体的各个部位去探索和尝试新事物。较常见的为前鼻孔异物，多为从前向后将异物塞入鼻腔。常见的异物种类有：豆类、花生、玻璃球等，也有石子、纽扣、纽扣电池、瓜子等。

怎么判断有异物

当家长发现宝宝老爱用手抠一侧的鼻子,单侧鼻子经常鼻塞、流脓涕,偶有涕中带血,呼气时有股臭味,像是没有洗干净似的。有以上情况者,家长需警惕孩子是否有鼻腔异物。

若不取出有哪些危害

鼻腔异物如不及时取出,不仅会妨碍鼻腔的通气引流,引起单侧鼻塞,而且会使鼻黏膜充血、糜烂、破溃,从而引起阻塞的鼻腔出血、流鼻涕或脓涕及鼻臭等症状。若少数异物到达鼻腔深部,有坠入咽喉、气管、支气管的危险。

因此,家长需时刻注意5岁以下宝宝的举动,瓜子、豆类、串珠、小积木、玩具等小颗粒的物体需放置在儿童不能触及的地方。当家长怀疑宝宝鼻腔有异物,或发现宝宝鼻内塞入异物时不要惊慌,应及时带宝宝去儿童医院找耳鼻咽喉科医生取出异物。

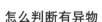

62 喉咙痛先别急着吃抗生素

王钟颖　耳鼻喉科主治医师

小孩生病喉咙痛,最着急的莫过于家长了,往往第一时间就带小孩去医院看医生,最好是能打一针或是吃抗生素,希望病能快点好。

但根据最新一项英国的研究发现,在绝大多数情况下,当小孩子喉咙痛时,吃抗生素的孩子并不会比不吃抗生素的孩子好得快。据这份研究报告显示,当孩子出现喉咙痛及扁桃腺发炎等症状时,给予一组孩子抗生素3天或7天的用药,另一组给予不具药性的安慰剂3天或7天。结果发现这些小孩在症状减轻或病情痊愈的时间上几乎没有差别,而且没有任何一个没用抗生素的孩子因此而住院。由此看来,如果小孩出现喉咙痛、扁桃腺发炎等的上呼吸道发炎情形时,不妨先用一般常用的感冒药治疗,如果5～7天仍不见好转再去请教医师,如此可避免许多抗生素的滥用及抗药型细菌的产生。

抗生素到底是什么呢? 抗生素分为抗细菌药和抗病毒药。使用抗生素有没有针对性要看你喉咙痛是什么引起的,建议查一下你的白细胞数,$10^{\times 3}$个/L以上的就是细菌感染可以用抗生素,但不要常吃,因为细菌有耐药性如果常吃,得个小感冒也没药医,如果你不是很严重建议用中药消炎药,不良反应低也没耐药性,外加多吃新鲜水果多饮水,注意休息,一般喉咙痛都能在1周左右自愈的。

腰椎间盘突出症

赵　杰　骨科主任医师

案例

白领小王因不慎滑倒腰部不适去医院就诊,医生检查后没有发现明显疾病,但他通过网络了解后坚持要求做腰椎 CT 检查,结果报告提示腰椎间盘膨出,小王认为医生误诊,要求医生给予合理解释。

专家解读

从本案例我们可以看出,人们对"腰椎间盘突出"与"腰椎间盘突出症"的理解存在误区,应正确区分腰椎间盘突出与腰椎间盘突出症。其实,腰椎间盘突出是一个影像学上的描述,而腰椎间盘突出症则需要结合患者的症状、体征及影像学检查结果才能做出诊断。下面对腰椎间盘突出症的常识做一些简要介绍。

腰椎间盘突出症一般是由于腰椎间盘退变使腰椎间盘纤维环部分或全部破裂,纤维环、髓核等形成突出物,向椎间盘后、外等方向突出,压迫脊神经根或脊髓(马尾神经),引起以腰痛和下肢放射性疼痛为主要临床特征的综合征。最早于 1934 年由 Mixterher 和 Barr 提出。从国内外流行病分析来看,其发病率的人口比率和绝对数值均呈上升趋势。据统计,腰椎间盘突出症患者约占腰腿痛门诊的15％～20％,其多发于 20～50 岁的青壮年,且男性多于女性。重体力劳动者、长期伏案工作者、长期工作或居住于潮湿及寒冷环境者发病率较高。

腰椎间盘突出症的病因

对腰椎间盘突出症的病因近年来研究较多,包括随着年龄增长出现的椎间盘退变、遗传因素、发育不良,以及慢性劳损的积累、急性暴力损伤等。常见的诱发因素主要有:腹压增高,如剧烈咳嗽、便秘时用力排便等;突然负重,使腰部负荷增加,易引起髓核突出;职业因素,如长期开车、久坐者,易诱发椎间盘突出。一般认为腰椎间盘突出是在椎间盘退变、变性的基础上,经过反复过度的不良机械负荷或创伤作用,引起纤维环破裂,继而发生髓核突出。椎间盘突出继发的免疫反应及炎症刺激可能又加剧椎间盘突出的进展,形成恶性循环。

腰椎间盘突出症常见的症状

(1)腰部疼痛:

多有数周或数月的腰痛史,或有反复腰痛发作史;程度轻重不一,严重者可影响翻身和坐立;休息后症状减轻,咳嗽、喷嚏或排便时可使疼痛加剧。

（2）下肢放射痛及麻木感：

疼痛常由臀部开始,逐渐放射至大腿后侧、小腿外侧,有的可发展到足背外侧、足跟或足掌,影响站立和行走。

（3）腰部活动障碍：

腰部活动尤以后伸障碍为明显。

（4）脊柱侧弯：

部分患者可见不同程度的腰脊柱侧弯。

腰椎间盘突出症的治疗及预防

腰椎间盘突出症的治疗主要分为保守治疗和手术治疗两大类。保守治疗是腰椎间盘突出症的首选治疗,大部分初发的腰椎间盘突出症患者经过保守治疗可以缓解症状。传统的保守治疗主要包括绝对卧床休息,辅以牵引、推拿理疗等治疗。由于过久卧床可能导致腰背肌的萎缩,从而加重腰椎不稳,目前的观念更倾向于急性期适当卧床休息,症状初步缓解后逐渐开始腰背肌锻炼。腰背肌锻炼主要包括快步走路、游泳等户外运动,也可做平板支撑、燕飞等室内锻炼来加强腰部核心肌群。牵引治疗目前主要采用骨盆牵引,可以增加椎间隙宽度,减少椎间盘内压,减轻对神经根的刺激和压迫,需要在专业医生指导下进行。推拿理疗则主要是通过缓解腰背肌痉挛来达到减轻症状的目的,但需要注意的是必须在正规的推拿科进行治疗,不正规的暴力推拿按摩可以导致病情加重。

相对于保守治疗,手术治疗有其严格的适应证,手术指征包括：症状持续,保守治疗超过3月无明显缓解;出现马尾神经症状;椎管造影、CT 或 MRI 检查证实为全椎间盘突出;合并椎管狭窄、椎体滑脱等。根据不同的症状及影像学检查结果,腰椎间盘突出症的治疗方式也不尽相同,但总体而言均可通过微创手术方法获得满意疗效。

腰椎间盘突出症的基本病因是腰椎间盘退变、腰部外伤和积累劳损。因此通过锻炼,核心肌群就会坚强有力,从而更好地保护腰椎。锻炼的方式可因人而异,可因地制宜,步行、游泳、平板支撑等都可达到良好的效果。预防腰椎间盘突出症的发生还要注意保持正确的工作姿势,尤其是因工作性质需要半弯腰的劳动者,可在工作时保持下腰部伸直,两足分开与肩平行,从而减少弯腰的时间与幅度。弯腰搬重物时应先伸腰部,然后屈髋下蹲,再用力伸直髋、膝关节,挺腰将重物搬起。

腰椎间盘突出症的鉴别诊断

很多疾病都以腰痛或腿痛为主要表现，因而容易与腰椎间盘突出症混淆。比较常见的有，腰肌劳损和腰扭伤，均表现为腰部疼痛，前者病程较长，后者病程短，但是一般均有劳累、受伤史，且症状局限于腰部，不会产生腿部放射痛。其他以腰痛为主要表现的常见疾病还有第三腰椎横突综合征、椎弓根峡部不连和脊椎滑脱症、腰椎结核或肿瘤。梨状肌综合征会产生坐骨神经痛，与腰椎间盘突出症症状类似，但是梨状肌综合征一般腰部症状不明显，且梨状肌处有明显压痛。影像学检查也可以帮助鉴别两者。总而言之，细致的查体是鉴别诊断的关键，影像学检查是鉴别诊断的重要手段。腰腿痛症状加重或反复发作应及时就诊。

64 小身段大作用： 椎间孔镜超微创治疗腰突症

谢幼专　骨科主任医师

近年来，微创外科随着科技的进步发生了突飞猛进的发展，钥匙孔腹腔镜下胆囊切除术、关节镜下半月板修补术已成为了微创外科的主流。微创治疗创伤小，康复快已是不争的事实。但在过去，这些技术往往无法应用于腰椎间盘突出症的治疗，这是由于突出的椎间盘位于椎管内，后者是一个由坚硬的骨组织包绕形成的管道，仅有狭小的通道供神经穿出。而椎间孔镜的出现改变了这一局面，它与其他内镜类似，具有一个苗条的身材，可以从脊柱的天然通道进入椎管，然后利用镜子前端的眼睛来清楚地观察椎管内的神经、突出的椎间盘及增生的骨刺。最后利用专用的手术工具将突出的椎间盘和增生的骨刺切除。由于治疗过程中不需要切除黄韧带和椎板，也无须切断躯干肌，减少了椎旁肌肉的损伤及失神经支配，防止术后节段性不稳定和滑脱的发生。由于术后脊柱的稳定性没有发生严重破坏，术中出血极少，伤口疼痛小。采用局部麻醉，手术后恢复快，提高了生活质量。目前，椎间孔镜微创技术已经成为现代脊柱微创技术的标志，它被冠以"超微创"的头衔。

案例

56岁的李先生5年前开始出现腰部酸痛，同时伴有腿部麻木，不时发作，但由于症状并不严重，平时也没太在意。3个月前搬了重物后腿麻加重，从腰部一直麻到脚踝，就像一根筋吊住一样，越来越厉害，遂到附近医院就诊。经腰椎磁共振检查发现，李先生腰椎间盘突出已经压迫到坐骨神经。但李先生害怕手术，采取了敷药、牵引、理疗等各种保守治疗方法，但腿痛依旧，严重地影响了生活质量。医生建议李先生采取手术治疗来缓解腿痛。但对于传统的开放手术,需要全身麻醉,李先生仍十分害怕,同时觉得自己还年轻,也不愿意在脊椎安装螺钉。后来他了解到上海交通大学医学院附属第九人民医院开展德国的椎间孔镜技术微创治疗腰突症的手术,无须全身麻醉和安装螺钉,李先生接受了这种超微创治疗。手术时医生在局部麻醉下从李先生的腰部侧方开一个约 7 mm 的小孔,放好手术通道后,将椎间孔镜放入椎管,在直视下取出了突出的椎间盘,没有损伤神经,手术后李先生能清晰地感受到下肢疼痛缓解后的轻松感,手术后第二天就出院了。

专家解读

腰椎间盘突出症是脊柱外科常见的疾病,大多数患者通过规范的保守治疗症状都能够得到缓解。对于没有症状的腰椎间盘突出并不需要处理,初次发作可尝试进行保守治疗,具体措施包括卧床休息、药物对症处理、牵引等理疗措施。若保守治疗 3 个月无效,则需考虑手术治疗。

腰椎间盘突出症是腰椎退变的一种表现,是人类衰老过程中不可避免的变化,就像皮肤长皱纹、头上长白发一样,随着年龄的增长会逐渐出现,患者应该以一颗平常心正确对待。在治疗过程中要注意避免两个极端。一是漠视早期病变。有些患者对出现轻微症状的腰椎间盘突出症不太重视,能拖则拖,不注意在早期阶段控制病变,直到神经受到严重压迫导致放射性疼痛、脊柱变形、活动受限、腿部肌肉萎缩,甚至出现大小便失禁时才到医院进行规范治疗,结果错失良机,使"小病"变成"大病",给神经造成了不可逆的损伤,普通手术治疗后神经功能往往恢复不佳。另一个极端是"恐病症"。有些患者一旦发现腰椎间盘突出症,就以为到了世界末日,四处求医,其中有些需要手术的患者担心其复发,甚至过早地要求医师对其进行彻底根治的融合术,丧失了腰椎的部分活动功能。其实大多数初次发作的椎间盘可以通过保守治疗缓解症状,况且突出的间盘也不是肿瘤,不必过于害怕复发,治疗应该遵循阶梯治疗原则,尽量保留正常的椎间盘组织,使其发挥正常的生理功能。相比椎间盘镜、后路开窗椎间盘摘除术等手术方法,利用"超微创"的椎间孔镜进行椎间盘摘除对于青少年、老年人的多节段突出、手术后复发等腰椎间盘突出患者均有明显的治疗优势:局部麻醉、出血很少、无须插尿管、术中保持清醒状态、术后可早期下地……众多的优点使这一微创手术得到国内外脊柱外科医师和患者的认可,小小的一个镜子就解决了腰椎间盘突出的大问题。

65 骨折后，动或不动谁说了算

蔡　斌　康复医学科副主任医师

"伤筋动骨一百天"是普通老百姓都耳熟能详的一句话，但恰恰是这句话，让很多骨折患者错失了康复训练的最佳时机而造成骨折后的关节僵直，使患者的生活质量大大下降。

在康复科的门诊工作中，经常见到这样的患者：因为肘关节周围骨折，需要将上肢固定一段时间，大概4～6周拆除固定后，患者突然发现不仅受伤的手肘不能动了，连肩膀也不能动了，前臂不能灵活转动，手腕、手指也不能活动自如，有的患者甚至连握拳都困难。这正是由于相信"伤筋动骨一百天"导致的后果。患者以为一百天后手臂会自然好转，却发现事与愿违，关节的活动明显受限。患者出现关节活动障碍后再到骨科复诊，医生一般会建议患者自行锻炼，只有少部分患者会来康复科就诊，遗憾的是，此时已经错过了康复治疗的最佳时机。

"动"还是"不动"

"动"与"不动"是骨折治疗的一个矛盾所在。

不动——骨折早期需要适当固定。由于骨折破坏了骨的连续性，影响了骨的受力，因此骨科医生通常会将患者的肢体固定一段时间，以促使骨折部位愈合。依据骨折部位和严重程度不同，固定的时间也因人而异，一般为4～6周。

动——骨折后尽早活动也同样重要。由于骨折及后续的手术治疗必然伴随一定的软组织损伤，肢体长时间固定不动，周围的肌腱、韧带、筋膜等软组织会形成粘连，肌肉因为废用而萎缩，影响关节的正常活动。为了尽量减少固定给关节带来的影响，在骨折稳定的情况下，需要尽早开始肢体活动，避免粘连的形成。但由于部分医生缺少专业的康复知识，不能对患者进行适宜的康复指导，只能告诉患者回家自行锻炼。因此，部分患者由于锻炼不得要领，影响了功能的恢复；甚至有的患者因锻炼不当导致了骨折断端的移位，影响了骨折的正常愈合。

何时"动起来"

骨折以后，即便在肢体固定的时候，患者也可以做一些锻炼来改善肢体的功能，预防软组织粘连和肌肉萎缩的发生。训练方法包括肌肉的等长收缩（又称静力收缩，如抓握某样固体，此时你用的力量可以增加，但是由于抓握的是固体，可以认为不可压缩，所以力量增加而肌肉长度不变），以及关节活动度训练、邻近关节和肌肉的功能训练等。但是由于骨折的部位和严重程度不同，训练的形式差异很大,这就需要接受专业的康复指导。骨科医生一般会要求患者在骨折后4周到门诊复诊,此时患者的骨折已经有了初步的愈合,骨折愈合期间患者即应接受康复治疗,这一时期也被康复科医生称为康复治疗的"蜜月期"。

因此,我们建议骨折患者术后2~4周尽早到康复科门诊就诊,康复医生会依据患者的情况,指导患者有针对性地进行训练,以促进关节功能的恢复。此时接受一些比较简单的功能训练和治疗师的手法治疗,患者即能达到很好的康复效果。骨折后1~3个月内,为康复治疗的黄金期,该阶段治疗效果明显,在骨折后3~6个月内,患者仍然可以尝试康复治疗改善肢体的功能,但是疗效已经大打折扣;如果患者在骨折6个月以后,甚至更长时间才诉求康复治疗的话,这时候患者需要先进行手术松解,再接受康复治疗,才能改善肢体的功能。

66 运动性小腿痛,警惕血管病

蒋米尔 血管外科主任医师、教授

小腿疼痛主要是由动脉供血不足所致,医学上将这种疼痛称为"间歇性跛行",间歇性跛行又称为"运动性疼痛"。整个下肢均可发生,但多发生于小腿腓肠肌(俗称"黄鱼肚皮"部位)。到医院行下肢血管彩超检查,往往发现很多人患上周围动脉硬化闭塞症(ASO)。

随着现代社会的生活水平日益提高和人口老龄化的愈发严重,下肢动脉硬化闭塞症发病率和就诊患者的数量呈不断上升趋势。90%以上的下肢缺血都是由动脉硬化闭塞症引起的。高血压、糖尿病、高血脂、高同型半胱氨酸血症是动脉硬化闭塞症的高危因素,本病多发生于60岁以上的患者。

根据临床表现的严重程度,该病可分为4个阶段。

第1阶段(轻微主诉期),患肢皮肤温度降低、怕冷,或轻度麻木,活动后易疲劳;第2阶段(间歇性跛行期),行走时,小腿疼痛、疲乏无力,需休息片刻,等症状有所改善后,才能继续行走,如此症状反复;第3阶段(静息痛期),缺血加重,患者彻夜难眠,小腿下垂,不能上抬;第4阶段(组织坏死期),缺血肢体出现组织坏死,皮肤温度明显降低,肢体末端出现溃破,足趾呈现暗紫色坏死表现,并逐渐向上蔓延,毒素经过血液进入身体而发生全身中毒,严重威胁生命。

所以,我们不希望患者等到第3阶段或第4阶段,即下肢严重缺血时才来医院看病,患者必须对下肢缺血性疾病有所重视和认识。

那么,如何做到早发现、早诊断? 对于有运动性小腿痛症状者,最简单和最实用的方法是"一看三触摸"。"一看"是观察足或足趾的皮肤组织营养障碍性变化，如皮肤纤薄、脱屑、趾甲变性、毛发稀少或脱落、色素沉着、湿疹、反复易感不愈的甲沟炎，是否出现缺血性皮肤溃疡等。"三触摸"是摸摸小腿、足部皮肤温度是否变凉？摸摸自己的足背动脉或胫后动脉搏动是否减弱或消失？触压脚背或脚趾皮肤后放开，观察末梢毛细血管是快速充盈，还是延迟充盈。

如果已有运动性小腿疼痛，又存在上述"一看三触摸"情况者，特别是多年糖尿病患者，应引起警惕和高度重视，必要时到血管外科就诊，可及时诊断、及时治疗。如果延误诊治，就有可能引起缺血肢体坏疽的严重后果。

如果得了下肢动脉硬化闭塞症，早期应首选生活方式的调整和药物治疗。对于中、晚期者，也可通过积极的治疗而获得成效。近年来，微创治疗成为下肢动脉硬化闭塞症的首选疗法，不需要全身麻醉，在X线监视下，从血管腔内开通狭窄阻塞的动脉。该方法具有微创、操作简单、疗效确切、可重复操作的优点，已成为治疗动脉硬化闭塞症的主流方法之一。

67 血管保持"年轻态" 洋葱堪比清道夫

蒋米尔　血管外科主任医师

我国新疆和田是著名的世界长寿之乡，早在1990年全国第四次人口普查中，和田地区的百岁老人就已经有114名。调查发现，这与和田地区的饮食习惯密不可分。其中，洋葱是和田人必不可少的食材。研究发现，洋葱虽然口味较重，但常吃对血管具有一定的保护作用，可使人们的血管保持年轻，洋葱堪比血管"清道夫"。

中国已进入老龄化社会。据调查，60岁以上老年人数已达2亿，其中，动脉粥样硬化患者占15％，70岁以上则占20％。而上海已进入深度老龄化，年净增20万老年人口。就九院血管外科而言，近两年患者上升速度快，每年的手术量以30％的幅度递增，而住院患者90％需进行手术，这表明血管疾病患者人群正在加速扩张。这不仅是由于年龄增长造成的血管老化，更与现代人的生活方式密切相关。

现代饮食加工越来越精细，由于生活条件的提高，餐桌上的荤菜也越来越丰富，营养过剩、肥胖已属常见；同时因为生活节奏的加快，人们多数时间坐在桌前，缺乏运动。种种原因促使血管各种指标超标。因此，血管病高危人群应一年做一次颈动脉、下肢动脉、腹主动脉部位的彩超，以及时发现问题，及早治疗。特别是腹主动脉的检查，因其在后腹部，即使患有腹主动脉瘤，如果患者体型较胖很难被查出，而一旦被发现大多已经破裂，救治难度相当大，死亡风险高。因此，如果出现经常性体重控制不住的增加；运动强度稍强便感到胸闷气急，动不动就出汗；头晕、心慌、四肢乏力；高血脂、糖尿病、高血压、脂肪肝等症状，就应注意并及时进行相关检查。

我们平时应养成健康的饮食习惯。以往人们的晚餐最为丰富，而胆固醇主要在晚上形成，所以晚餐应以清淡为主，七八分饱即可，养成饭后散步的习惯，并在睡前3~4小时内避免大量进食，以防止脂质堆积。而在食物种类上可以学习"长寿乡"的人们，多吃洋葱、大蒜、胡萝卜、扁桃核仁、杏仁等，其中洋葱是目前所知唯一含前列腺素A的蔬菜。前列腺素A能扩张血管、降低血液黏度，减少血流的外周阻力，降低血压，对预防血栓形成有一定作用。根据个人的饮食习惯可每天生吃半个，或喝等量的洋葱汁，可增加心脏患者约30%的"好胆固醇"。尤其在吃烤肉等不怎么健康的食物时，作为配料的洋葱就像"救命草"，有助于抵消高脂肪食物堆积对血管造成的潜在危害。

 ## 68 糖尿病患者要学会给脚"搭脉"

刘晓兵　血管外科副主任医师

糖尿病在我国近年来被列为高发疾病范围，居第3位。据统计，中国约有1.139亿糖尿病患者，且半数成年人徘徊在糖尿病边缘。

糖尿病患者最常见和最主要的并发症之一是足部溃疡，俗称"糖尿病足"，5%~10%的糖尿病患者有不同程度的足部溃疡，多发生于糖尿病发病10年以后。病程超过20年者，约45%发生足部神经障碍性病变，1%的糖尿病患者需被迫行截肢术，截肢概率是非糖尿病患者的15倍。

一部分糖尿病足是由于周围神经营养障碍性病变引起，但还有一大部分患者需要非常警惕动脉闭塞性病变。约50%的糖尿病患者在发病10年后，发生下肢动脉硬化闭塞性病变，其患病率为非糖尿病者的4倍。动脉血管闭塞后，肢体远端足部就会发生缺血，表现为患足皮肤发凉、发麻、退行性变，足部动脉搏动摸不到，也就是脚上的脉搏搭不出来了，会出现医学上特有的"间歇性跛行"现象，即行走一定的距离或时间后出现小腿肌肉的酸胀疼痛，必须停下来休息片刻后才能缓解。进一步发展，缺血的患足可因外伤等（如长时间卧床、烫伤、赤足行走、着鞋过紧等）导致溃疡形成，糖尿病足溃疡的特点是，溃疡周围无角化性硬结，底部为纤维组织，不易出血，触之常有疼痛，很容易发生细菌感染。

糖尿病足一旦发生感染，后果就非常严重，最轻微的表现是蜂窝织炎，皮肤发红发烫，再重一点的，皮肤充满水疱，甚至破裂。这时，有一定毒力的细菌便可穿透皮肤进入足部的深层组织。在组织深部可发展为骨髓炎，并经窦道形成浅组织感染，所产生的炎性液体，可顺筋膜流至组织表面，发生慢性感染。当窦道发生引流不畅时，急性感染可阻塞窦口，很快产生腔内脓肿。严重者可导致患足皮肤、筋膜和肌肉坏死，足趾发黑坏疽，疼痛难忍，有时不得不行截趾或小腿甚至大腿截肢术。

因此，治疗糖尿病足，必须先评估患者下肢血管的通畅情况，可以通过血管彩超，或下肢血管的 CT 检查，如果发现有动脉闭塞现象，首先要考虑积极开通血管。传统方法是进行动脉搭桥术，选用自身的静脉血管或者人工血管重新开通一条血管生命线，患者一般需要身体基础条件好，年龄偏轻点，因为手术的并发症和病死率还是很高的，手术后恢复也比较慢。近 20 年来，随着国内血管腔内介入技术的兴起，血管外科的发展趋势也从"巨创"走向"微创"，糖尿病足的血管问题完全可以通过微创介入治疗来解决，简单的说就是通过球囊扩张和支架植入来开通血管，这只要在患者大腿根部打一个直径 2 mm 的小洞即可完成整个操作。上海交通大学医学院附属第九人民医院血管外科在糖尿病足等动脉闭塞性疾病的微创介入治疗方面，积累了大量经验，目前已成功治疗了逾 4 000 例患者，无论是下肢近侧动脉主干短段狭窄或闭塞者，还是大腿或小腿血管的长段闭塞者，均可用血管腔内介入技术打通，该科还有专业的血管超声医师，以及其他吸取血栓块、切除动脉斑块、血栓超声消融等国外先进设备，提高下肢血管的再通手术的成功率。对于足部已严重坏死的患者，血管开通以后，积极行截趾或截半足手术，可以快速修复坏疽创面，避免踝关节以上大截肢，最大限度保护肢体的完整，使患者以后仍可脱拐走路。

得了糖尿病足并不可怕，关键是要尽早了解自身的血管状态。患者可以自学一些简单的自我检查手段，摸摸足部皮肤是否发凉，足趾是否有麻木感，要学会给脚"搭脉"，摸摸足部的动脉搏动是否仍存在，走路是不是会走走停停，一旦出现足部溃烂了，哪怕一丁点的破溃，也要及时到血管专科就诊，以免溃疡加剧发展，出现感染甚至坏死，而不得不去截肢。

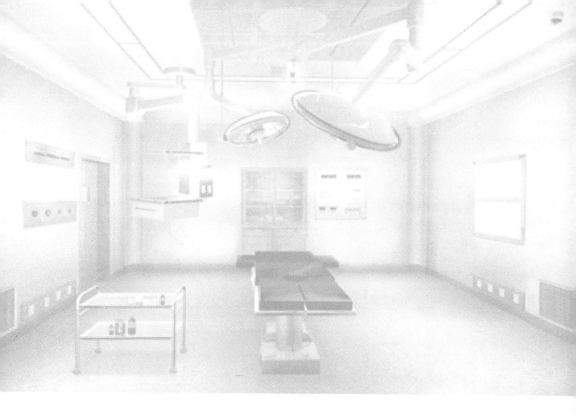

三、整复外科

69 整复专家除疤有方

卞薇薇　整复外科科主管护师

张余光　整复外科主任医师

进入五月后,春暖花开,阳光普照,爱美的姑娘们喜欢换上一身短打扮。而裸露在外的四肢,很容易被磕碰刮伤,留下了瘢痕则会让人担心,是否会难以去除,从而影响美观。而且,有些女孩又特别容易在磕碰之后留下瘢痕。这些瘢痕通常大小不一、深浅不同,不同瘢痕对于皮肤功能健康和美观的影响也不一样。

瘢痕的本质是一种不具备正常皮肤组织结构及生理功能的,失去正常组织活力的、异常的、不健全的组织。瘢痕对损伤组织来说,是一种不完善的替换。从机械角度看,抗张性减弱;从营养角度看,形成了氧和营养物交流的障碍物;从功能角度看,则常常由于收缩和牵拉,而引起受损组织的畸形及功能障碍。

目前,常见的瘢痕可分为浅表性瘢痕、增生性瘢痕、萎缩性瘢痕和瘢痕疙瘩4类。

浅表性瘢痕

特点:累及表皮、真皮浅层。

浅表性瘢痕是指皮肤受轻度擦伤,或由于Ⅱ度浅灼伤,或皮肤受浅表的感染后所形成的,一般累及表皮或真皮浅层。临床表现为外表稍异于正常皮肤,表面粗糙或有色素变化,局部平坦、柔软。

应对:可自愈,无须特殊处理。

一般无功能障碍,随着时间的推移,瘢痕将逐渐不明显,因此,不需要特殊处理,可自愈。

增生性瘢痕

特点:有灼痛、瘙痒感。

皮肤损伤愈合后,瘢痕仍继续增殖,即可发展成增生性瘢痕。增生性瘢痕突出皮面,形状不规则,高低不平,潮红充血,质地实韧。有灼痛和瘙痒感,于环境温度增高,情绪激动,或进食辛辣刺激性食物时症状加剧。增生往往延续几月或几年后才逐渐发生退行性变化,表现为突起高度减低,颜色转暗,充血消退,变软。

应对:有些可修复。

有些增生性瘢痕通过治疗最终可以修复,痛痒症状也大为减轻或消失,有些则无能为力。

萎缩性瘢痕

特点：不耐摩擦，易破溃。

发生在大面积Ⅲ度灼伤、长期慢性溃疡愈合后，以及皮下组织较少部位如头皮、胫前区等受电击伤后的患者。一般损伤较重，累及皮肤全层及皮下脂肪组织。表现为瘢痕坚硬、平坦或略高于皮肤表面，与深部组织如肌肉、肌腱、神经等紧密粘连。瘢痕局部血液循环极差，呈淡红色或白色，表皮极薄，不能耐受外力摩擦和负重，容易破溃而形成经久不愈的慢性溃疡。

应对：需及时就医治疗。

如长期时愈时溃，晚期有发生恶变的可能，病理上多属鳞状上皮癌。萎缩性瘢痕具有很大的收缩性，可牵拉邻近的组织、器官，而造成严重的功能障碍。因此，需要及时就医治疗。

瘢痕疙瘩

特点：色红质硬的肿块。

瘢痕疙瘩是皮肤损伤愈合过程中，胶原合成代谢功能失去正常的约束控制，持续处于亢进状态，以致胶原纤维过度增生的结果，又称为结缔组织增生症，在中医上称为蟹足肿或巨痕症，它表现为隆出正常皮肤，形状不一，色红质硬的良性肿块。

应对：手术可改善外观。

瘢痕疙瘩可通过手术改善外观。

不同的瘢痕相对应的治疗方式也是不同的，有些无须治疗，有些可以注射药物等，这还需要去正规医院的整复外科，由专业医护人员诊断后给出个体化的治疗方案。

肢体淋巴水肿——需要重视并坚持呵护

于子优　整复外科淋巴水肿专科

刘宁飞　整复外科主任医师

肿瘤手术、外伤或放疗后的上肢或下肢肿胀增粗你知道是什么原因吗？你是否感觉患肢肿胀越来越明显、越来越沉重？对此，你重视了吗？正确治疗了吗？

淋巴系统与机体的血管系统相类似,是一个完整的循环网络。淋巴液在组织中不断通过淋巴管回流以运输大分子物质及维持体液平衡,除此之外,遍布全身的淋巴结及其他淋巴组织、淋巴细胞还参与免疫调控,是机体免疫防御的主力军,正因为如此,不断流动的淋巴液会将病毒、细菌甚至肿瘤细胞送至邻近淋巴结以进行消化清除。淋巴水肿是指由于淋巴回流受阻所引起的肢体浅层软组织内体液积聚,继发纤维结缔组织增生、脂肪硬化、筋膜增厚及整个肢体变粗的病理状态,最常累及四肢,也可发生在面部、体壁及外生殖器。根据世界卫生组织统计,淋巴水肿在常见疾病中排位第 11 位,在致残类疾病中排第 2 位,全世界患者约达 1.7 亿。

淋巴水肿分为原发性和继发性两大类。新生儿中每 6 000 人中有 1 人发生原发性淋巴水肿,病因是淋巴系统发育缺陷。大多数原发性淋巴水肿在儿童期或青春期才发病,并且没有明显诱因。继发性淋巴水肿包括地方性丝虫病所致的淋巴水肿、肿瘤术后的肢体淋巴水肿、放射治疗继发的淋巴回流障碍、外伤性淋巴管损伤后淋巴水肿、静脉功能不全引起的淋巴水肿及全身其他因素累积淋巴系统后的水肿。过去,在我国,淋巴水肿的主要病因为丝虫病,新中国成立后展开的积极防治工作使得我国在 20 世纪 90 年代实现了全国基本消除丝虫病流行。如今,随着女性乳腺癌和妇科肿瘤发病率的逐年提高,尤其是乳腺癌发病率在女性中已超越其他恶性肿瘤排在首位,乳腺癌和妇科肿瘤切除手术后的肢体水肿成为继发性淋巴水肿的主要原因,而乳腺癌根治术后的上肢淋巴水肿为最常见的继发性淋巴水肿。据统计,上肢淋巴水肿的发生率占乳腺癌根治手术治疗总人数的 10%～30%,每年上肢继发性淋巴水肿患者新增 3～5 万人。

为了防止肿瘤细胞定植于淋巴结并继续发展,恶性肿瘤手术时通常需要进行局部淋巴结摘除。因此,局部淋巴结摘除、肿瘤切除手术时的创伤、术后形成的瘢痕和放疗所致的放射性损伤共同破坏了淋巴回流通路,使水分在组织间积聚,患肢肿胀增粗。不论是原发性还是各种原因所致的继发性淋巴水肿,由于无法恢复重建正常的淋巴循环通路,因此若不加以正确的治疗控制,该疾病即呈慢性进行性发展。水肿导致组织纤维化和脂肪沉积不断加重,继而患肢逐渐肿胀,皮肤变硬、发黑;患肢的异常病理状态又可导致丹毒(淋巴管内的炎症)的频繁发作,严重的感染还可能引起败血症甚至危及生命,且丹毒又将加重肢体水肿和皮肤纤维化,久而久之恶性循环,晚期患肢肿胀畸形,甚至致残。

尽管淋巴水肿发生率高、晚期后果严重,但国内针对治疗淋巴水肿疾病的专业科室、专科医师却少之又少,而国际上许多国家不仅具有完善的淋巴水肿专科诊治体系,而且具有充足的专科医师力量,包括专业的淋巴水肿医师及治疗师。在该类疾病的诊治方面,我国尚缺乏系统有效的医疗机构,淋巴水肿专业知识尚不普及。由于淋巴水肿患者的病情一般呈慢性发展,很多临床医生及患者对该疾病的重视程度不足,发生早期常常被忽略,缺乏专业治疗,待确诊时已属晚期,皮肤纤维化、色素沉着等病理改变已不可逆,使治疗难度增大、疗效下降。

上海交通大学医学院附属第九人民医院淋巴水肿专科作为整复外科的亚学科,一直致力于淋巴系统疾病的诊治研究,对淋巴水肿的最初探索和研究始于20世纪60年代初,由张涤生教授(中国工程院院士)在国际上首创"烘绑疗法",保守治疗肢体淋巴水肿并取得良好疗效。此法后经改进,在利用电热炉及微波烘疗器进行烘疗的同时,辅以患肢加压缚扎,证明治疗效果更佳,获得国家发明奖。张院士也成为了我国淋巴医学的创始人,在他的带领下,上海九院成立了淋巴水肿中心。淋巴水肿中心主任医师刘宁飞教授现任国际淋巴学会主席(2015—2017),其从事淋巴循环障碍疾病的临床和基础研究三十余年,近年开展的淋巴水肿手法引流综合治疗(complex decongestive therapy, CDT)取得了满意效果,已治疗上、下肢,头面部及外生殖器淋巴水肿500余例,有效率达到98%以上。该治疗方法是目前世界范围内应用最广的淋巴水肿主要治疗手段,疗效确切安全,在国际上大多数国家推广应用,尤其在欧洲国家,95%以上的淋巴水肿患者采用该种治疗手段。在我国这项技术还有待于普及和推广。自2014年开始,上海第九人民医院淋巴中心举办年度CDT治疗培训班,吸引了全国各地的医务工作者前来学习,部分学员已在当地开展该治疗并取得良好反响,相信有更多的患者会因此而受益。

淋巴水肿手法引流综合消肿治疗包括3部分:手法淋巴引流、弹性压力包扎和功能锻炼。手法淋巴引流是由专业的治疗师对体表(包括躯干和肢体)淋巴系统沿淋巴回流方向和途径作轻柔的按压和按摩,其目的是为了增加或促进淋巴液和组织间液的回流,减轻组织纤维化,减少皮肤增厚,辅助增强淋巴管功能。治疗过程约需1.5小时,每日1次,20次为一个疗程。手法引流结束后采用低弹性的绷带对患肢进行包扎,治疗同时做皮肤的清洁护理,并要求患者做体操和行走等功能锻炼。整个综合治疗过程分两期:第一期治疗期间手法淋巴引流后需23小时使用弹力绷带,治疗师将从最初的治疗开始便教授患者如何自行规范使用弹性绷带及其操作技巧,以便患者回家后能够自己操作。水肿基本消退后进入第二期治疗,以维持和巩固前期的治疗效果,在此期间,手法淋巴引流后患者主要穿着弹力裤袜或弹力手套,必要时加用弹性绷带。大多数患者经过最初10天的治疗,患肢肿胀消退最为明显,此后随着治疗的持续,健肢和患肢体积差距逐渐缩小。病程在半年左右的患者经过一个疗程的治疗,原先的凹陷性水肿可基本消失。病程较长而且伴有患肢组织纤维化、皮肤变硬的患者一般需要两个疗程的治疗,效果同样显著。手法淋巴引流治疗淋巴水肿的最主要优点在于其与传统的手术治疗相比，不仅疗效确切，而且安全、舒适、无痛苦，避免了手术创伤、瘢痕挛缩、溃疡形成、淋巴渗漏等传统手术可能造成的并发症。除此之外，手法淋巴引流比以往的保守治疗和手术治疗的适应证要广，不仅适用于肿瘤根治后继发性的肢体淋巴水肿，同样适用于原发性肢体淋巴水肿，也可治疗小儿患者和面部、外生殖器等特殊部位的淋巴水肿。

必须强调的是：要正确认识肢体淋巴水肿，很多患者希望能够一次性根治、一劳永逸，但这是一个慢性疾病，和其他的慢性疾病一样需要长期的治疗和呵护，虽然目前国际上尚无根治方法，但根据我们的经验，早期积极治疗、坚持终身穿着弹力裤袜或弹力手臂套、避免患肢强体力劳动、避免患肢受伤或蚊虫叮咬、一旦发生感染立即就医、注意患肢皮肤的呵护、保持适中体重，把对淋巴水肿肢体的呵护坚持作为日常生活的一部分，患者完全可以取得很好的疗效并控制肿胀的肢体不再发展，要做到重视该疾病但无须存在心理负担，可带病正常生活、工作。

随着淋巴医学事业的发展，新的治疗也在不断研究中，基因治疗淋巴水肿大有应用前景，相信通过医务人员和科研人员不懈的努力能为更多患者带来福音。

 说说美丽的"头等大事"

吴　巍　整复外科主治医师

"我的梦中情人，有一头乌黑亮丽的长发"，曾几何时，这个著名的洗发水广告让很多女性朋友怦然心动。但是，由于遗传、激素水平、心理压力等多种原因，不少女性因为脱发而烦恼，有些女性甚至头发稀疏、脱落殆尽，这令她们感到"羞于见人"。让我们来谈谈女性美丽的"头等大事"。

女性脱发，找找原因

首先，认识一下人体的毛发。毛发主要分为终毛和毳毛，终毛比较粗壮，而毳毛比较细小。不同部位的毛发虽然形态各异，有粗有细，但是它们的结构是大致相同的，由皮肤内的毛囊和皮肤外的毛干组成。毛发是一个周期循环生长的组织，毛囊的生长周期分为生长期、退行期和静止期几个阶段。各个时期的毛囊按照一定的比例分配，使得我们在每天的新陈代谢过程中，新生毛发与脱落毛发保持一种"生态平衡"。但是，如果毛囊出了问题，脱落毛发的速度大大快于新生毛发的速度，就会导致不平衡，头发日渐稀疏。

对于女性而言，脱发的原因与男性有所不同。平时梳头发时掉落一些头发是正常的，尤其长发的女性，更容易在日常拉扯之际导致掉发。我们在医学上所说的脱发，主要是因为一些女性朋友由于激素水平或内分泌失调等原因导致退行期或静止期毛发增多，生长期毛发减少，故总毛发数量减少。女性脱发与以下几种原因有密切关系：遗传；睡眠不足；贫血；突然的节食减肥；激素水平问题，如多囊卵巢综合征、产后脱发、闭经期脱发等；内分泌失调，如甲亢、甲减等；免疫系统疾病。此外，由于女性朋友喜欢烫发、染发等，如果在这个过程中损害了毛囊，也会导致脱发。

如果女性朋友有脱发问题，先不要着急，应及时找到自己的脱发原因，对症治疗，这样就可以改善脱发的状况。如果脱发情况相当严重，而且药物治疗无效，头发问题已经成为自己出门的"最大障碍"，那么可以考虑植发，但前提是必须由专业的医师进行检查、指导，只有符合条件的女性朋友才能接受植发。

选择植发，先做功课

对于植发，不少人对其有误解，以为是"增加头发"，其实不然。所谓植发，是一种毛囊的再分配，而不是毛发数量的增多。它是将人的枕后区（优势供区）的毛囊提取后，移植到秃发区域的过程。其优点是秃发的区域通过毛发移植术后，可以长出毛发，而且所移植的优质供区的毛囊是伴随终身的。但缺点是"植发"本身并不治疗脱发，所以原来的头发仍然可能继续脱落。

"FUE微创植发"属于整形手术的一种，其过程是这样：采用一种"FUE提取器"在患者枕后区提取单株毛囊，将毛囊精细分离后按照头发的生长方向和密度自然地种植在秃发区。由于它无需开刀，因而就无需缝合，这样就避免了供区的瘢痕。术中手术操作的规范性及术后的正确护理是成功的关键，这是一个成熟的技术，一般不会引起不良反应，只要没有高血压、糖尿病和凝血功能障碍等基础疾病，而且手术区域的皮肤没有感染性疾病者，都可以接受治疗。因为手术不开刀、不拆线，仅仅使用提取管把毛囊钻出，基本不留明显的瘢痕，所以很安全。

植发手术适用于毛发稀疏或对自己的发际线等外观不满意的人，同样适用于眉毛、睫毛移植等。但要注意，这是一种手术，因此必须在正规医院诊治，由整形外科专业医师进行操作，不能随意施行，同时还必须了解其局限性。如果是严重的大面积秃发，就会由于"供发区"不足而无法达到完美的外观，此时可以考虑人工发丝移植，将一些天然或人工纤维如蚕丝、尼龙和其他纤维等，插入头皮。但这种手术有一定的排异反应，年排异率（脱落率）在 $15\% \sim 20\%$，且费用相对昂贵。

保护秀发,重在日常

植发的方法可以帮助一些严重脱发的女性重新获得自信,但是必须强调,对于大多数女性朋友而言,日常重视、预防脱发才是更好的办法。我们要先懂得保护自己的毛囊——它们是很珍贵,也是很娇嫩的。

女性朋友平时要少吃刺激性和油腻食物,这样可以减轻头皮的皮脂腺分泌,对于保护毛囊健康很重要。但要注意合理营养,多吃富含 B 族维生素的谷物类,因为头发的生长发育与蛋白质、维生素和矿物质有着密切的关系,切忌因减肥而节食过度,导致营养不良。日本有一项统计显示,20～32 岁的女性脱发所占的比例约为 1/4。其原因在于这个年龄段的女性热衷减肥,经常素食,导致蛋白质和微量元素摄入不足,营养不均衡而引起脱发。

当然,平时洗头也很重要,建议选择无硅油、纯植物防脱发的洗发水。此外,长发的女性,辫子不要扎得过紧,否则也会损害发根而造成脱发。头发和人体是一个整体,如果出现脱发提示身体处于亚健康状态,需要注意休息,适当地减压,同时配合饮食运动综合调节。也可以在此基础上就诊相关医院的脱发专科,配以适当的药物及时治疗脱发,以达到事半功倍的效果。所谓"没有丑女人,只有懒女人。"就是告诉我们广大女性朋友,美丽需要自己创造,"头等大事"更是如此。

72 乳腺癌患者: 手臂突然肿大, 当年手术治疗是诱因

蒋朝华 整复外科副主任医师

案例

5 年前,42 岁的王女士因左侧乳癌作了根治手术,还经过放、化疗。肿瘤虽然已经切除,但是 3 年前,她的左手臂出现肿胀,并逐渐加重。经诊断,王女士的症状是左乳癌根治术后继发左上肢淋巴水肿。

专家解读

术后四成患者有淋巴水肿

淋巴水肿是由于引流组织液的淋巴系统受到手术、放疗、化疗以及瘢痕感染等因素破坏中断,导致肢体远端组织液回流受阻,使得富含蛋白质的淋巴液堆积在身体的某部位,产生肿胀的现象。

据文献资料统计,乳癌术后患者平均有 40% 会发生乳癌术后患侧肢体淋巴水肿,发生的时间不一定,有人术后或经过放射线治疗后没多久就没来由地肿起

来了,有些人是好几年后经过某一件事才肿起来的。患者好不容易从癌症的阴影和治疗期间的种种不适中挣扎出来,而毫无预警的上肢水肿增粗,可能会对患者脆弱的心理造成二次打击,水肿增粗的手臂影响美观、社交及功能,对生活质量造成严重的影响。

过度治疗也会诱发上肢淋巴水肿

为什么乳腺癌根治术容易造成淋巴水肿呢?原来,乳癌患者在接受手术治疗时为了根治肿瘤,不可避免地破坏腋下的淋巴组织,手术治疗会移除部分或全部的淋巴结,造成局部淋巴回流障碍,引发远端组织淋巴水肿。淋巴结具有引流泵作用,临床研究证实肿瘤淋巴结清扫数目和淋巴水肿的发生率成正比。另外,过度的放射治疗、化学治疗、感染及瘢痕形成等因素会使淋巴组织产生纤维化,也是加重淋巴液回流通道受阻的重要原因。因此,经过乳癌治疗后的患者,由于引流上肢淋巴液的淋巴系统受到破坏中断的影响,是发生上肢淋巴水肿的高危险群。

目前,对于乳腺癌术后上肢淋巴水肿的治疗,首先仍要考虑保守治疗即国际通用的综合理疗淋巴手法引流和上海九院张涤生院士创立的烘绑治疗。这些治疗方法经过指导后可在家中操作,方便患者,以获得长期稳定的疗效。如果保守治疗的效果不明显,可以考虑利用显微外科技术,将富含淋巴结区域淋巴结移植至缺损区,从而发挥淋巴"泵吸"功能,有效缓解及治愈肢体远端淋巴水肿。

术后尽量避免泡温泉、普通按摩、负荷运动、高空活动等

其实,通过患者自身的注意,一些术后淋巴水肿的发生还是完全可以避免的。首先,要避免人为干扰淋巴液回流的外在因素,比如:①避免各种会压迫到淋巴回流路径上的首饰、衣物与配件(包括戒指、手镯或手表等);②不要穿紧身衣物或背带条索勒在患侧上肢;③患者义乳之重量不要太重,内衣的松紧度要做适当的调整,不要有钢丝硬件为佳;④测量血压的气囊会对患肢施加过度的压力,不要在患侧测量血压;⑤避免患肢长期负重下垂。

其次,要限制淋巴液的产生,减少淋巴回流负荷。比如:①避免患侧上肢提举重物,尤其会造成肢体酸痛或不适的行为都要极力避免;②避免患侧的日晒、蒸汽浴、红外线及热敷等,若要想泡温泉时,请不要将患肢浸入温泉水中太长时间,浸泡区域限制在腰部以下为佳;③避免常规的推拿或按摩,盲人或普通按摩多属较激烈的深部按摩;④在旅游和运动方面,尽量避免搭乘飞机、登上高山和剧烈运动,因为高空的低气压或运动重力,可能是造成淋巴水肿或加重的因素之一。

73 "午餐美容"有三大风险

王丹茹　整复外科主任医师

风险一：不知道找谁来打

王丹茹："哪怕是注射美容，也属于医疗的范畴，绝不是简单地像网店宣传的那样，自己买了产品，对着镜子打打就行了。"

注射是整形美容的一种，利用注射的方法将生物材料或人工合成物等兼容性材料注射入真皮层或皮下，达到不同部位的塑型和改善肌肤的作用。这一定是专业医疗机构的、具备执业医师资格的整形医生才可以操作，而且对操作过程中的卫生条件也有相当高的要求。

然而，生活中很多提供注射美容的美容院，并不具备最起码的无菌手术室条件，也不可能有执业医师在此定点行医，所以不建议在美容院打针。有些女性朋友在网店购买产品自己来打，或者找江湖郎中上门服务，更是高风险的行为。一旦注射出了岔子，会产生很可怕的后果，比如引起鼻子的溃破坏死，更有失明的极端案例。

风险二：不知道打的是什么

王丹茹："目前被全球整形外科医生认可的医用注射物，恰恰是带'毒'字的肉毒素，和不是尿酸的玻尿酸。"

注射美容是一种医疗行为，它所使用的注射物也是一种医用物品，目前被国际医疗界认可的只有肉毒素和玻尿酸。肉毒素是由致命的肉毒杆菌分泌出的细菌内毒素，经稀释后可用于皮肤除皱。而玻尿酸其实本来就大量存在于人体的结缔组织和真皮层中，是一种透明的胶状物质，具有强大的保湿功能，在医疗美容领域则可作为填充剂，起到美容塑型的作用。

因为只做医用，肉毒素和玻尿酸的流通渠道是被国家严格控制的，在正规的医疗机构才能获得，网上、美容院提供的产品多为假冒伪劣的违规品，这些材料不仅不能带来美，反而可能损害身体的健康，甚至可能造成永久性的畸形。

风险三：不知道打得好不好

王丹茹："任何整形手术只能有限地增加美感，并非天衣无缝，也做不到完美无缺。整形是帮你放大和发现自己的美，而不是照搬别人的眼睛和鼻子。"

近期，多位女性赴韩整容失败、四处奔波维权的事件在媒体上被炒得轰轰烈烈,引起社会各界的广泛关注。如果这些女性不是轻信了海外医生夸大其词的技术和效果,没有甄别其中的真假,怎么会有那样令人惊痛的后果呢?

其实,国内目前的美容整形技术已经走在国际前列,正规医疗机构的专业医生完全有能力保证较高的成功率。当然,前提是求美者不能天马行空,不切实际地盲目提出要整成某某人的模样。树立正确的审美观和理性的期望值,才是一个思想独立、成熟的女性应有的风范。

 瘢痕——一种被忽视的疾病

武晓莉　整复外科副主任医师

瘢痕在我们生活中十分常见。有些是儿时不小心摔伤、割伤产生的;有些是被高温烧伤、烫伤后形成的;有些是手术后造成的。更有甚者,粉刺、毛囊炎等也可能会留下巨大的瘢痕疙瘩。大多数的瘢痕仅仅只是个外观上的瑕疵,既没有任何的不适症状,也不影响身体健康。但有一小部分瘢痕,却显得与众不同。这些瘢痕不很听话,会慢慢长大,更有些瘢痕好似脱缰的野马,一旦启动就根本停不下来,变得又红又肿,还可能伴随难以忍受的瘙痒和疼痛,影响着人们的正常生活。这部分瘢痕在医学上被称之为病理性瘢痕。

过去我们只要求衣食无忧就已满足。随着生活水平的提高,人们对生活质量的要求自然也逐步提升。于是,越来越多的人开始关注起这种长久都被忽视的疾病。这里就和大家简单地介绍一下瘢痕。

瘢痕是机体创伤修复的产物,它与正常的皮肤不同,它是一种皮肤的替代产物。所以,瘢痕没有正常皮肤的柔软度、弹性、色泽、皮肤附属结构等等,甚至有些烧伤后的病理性瘢痕会出现挛缩,从而导致四肢的畸形或五官的变形,从而人体正常的功能。

病理性瘢痕,主要包括增生性瘢痕和瘢痕疙瘩,主要见于胸部、肩背部、四肢等皮肤张力较高的地方。增生性瘢痕虽然会突出于皮肤表面、高低不平、有红肿痒痛等诸多不适,但随时间的推移,会慢慢稳定,趋于平软,增生性瘢痕有可能要花上几年甚至十余年的时间才能逐渐缓解。然而,瘢痕疙瘩却像肿瘤一般,会呈"蟹足样"生长,面积变得越来越大,并蚕食着周围原本正常的皮肤,它的红肿痒痛的症状更加严重。有些瘢痕疙瘩不仅会合并反复的感染,经久不愈,严重影响患者的生存质量。另外还有一种萎缩性瘢痕,常常由严重的创伤、放射性损伤等引起,这种瘢痕皮肤菲薄,极易溃烂,偶有导致恶性肿瘤的现象。因此,病理性瘢痕和萎缩性瘢痕的预防和治疗刻不容缓。

影响伤口愈合后瘢痕形成的因素有很多,如炎症、张力、遗传、年龄、免疫等。有些因素是可以调控的,而有些因素是无法控制的。如今,国内外对于瘢痕治疗的方式基本包括:手术、放疗、药物注射、激光治疗、硅胶、加压治疗、同位素治疗、中医治疗等。对于病理性瘢痕而言,手术和放疗的联合治疗是当下最为简捷、高效、复发率最低的治疗手段;药物注射通常也能起到不错的效果,但由于治疗周期长、复发率较高,患者常常难以坚持,容易丧失信心;硅胶、加压治疗一般用于创伤和手术以后的预防和辅助,操作相对简单,但同时也有着治疗时间长、起效慢等特点。激光是当今瘢痕治疗领域中的较新型的手段,不同的光电设备和参数对不同种类的瘢痕具有防治意义。例如陈旧性瘢痕可以采用离子束(plasma)及点阵式二氧化碳激光、铒激光进行治疗;病理性瘢痕可以辅助脉冲染料激光、点阵式二氧化碳激光、离子束治疗等。当然,具体治疗方法还是需要根据瘢痕的具体情况来决定。此外,控制饮食以及调整生活习惯也是瘢痕防治不可或缺的方面。我们建议患者不要抽烟、喝酒,少吃辛辣的食物(包括葱、姜、蒜、芥、韭菜、桂皮、八角、茴香等),少吃油炸食品、减少肉类、甜品的摄入等。此外还要尽量减轻心理压力,不要熬夜,生活作息要规律等等。

有人会问,如果受伤或手术后想要预防瘢痕,或得了病理性瘢痕这种疾病,应该去哪里治疗?现在大多数一、二线的城市的三级公立医院一般都设有整形外科。如果瘢痕想得到正规的治疗,我们还是建议去这些大医院检查诊治。另外,有些大医院还会特设瘢痕专科,他们对于瘢痕的诊疗则相对更为专业,也更有经验。切勿听信一些广告与讹传讹,尝试各种不知名的药物和偏方,结果瘢痕不但没有改善,反而还加重了病情,从而既延误了治疗的时间,也浪费了大量的精力和金钱。

总之,轻微的瘢痕并不影响我们的生活,而对于较严重的瘢痕,我们应该正视它,面对它,调整好心态,舍弃自卑,通过正规的渠道来了解和治愈瘢痕。

75 重塑心灵之窗

金　蓉　整复外科副主任医师

晏几道《采桑子》中提到:"一寸秋波,千斛明珠觉未多。"陶渊明《闲情赋》也有提到:"瞬美目以流眄,含言笑而不分。"

从古至今,眼睛都是传情达意的媒介,眼睛的美丑直接影响五官整体美感,也影响人们的第一印象。遗憾的是,亚美人种的我们以内双和单眼皮的小眼睛居多,想拥有高加索人种的深邃的双眼皮大眼睛就成为了一种奢望。

为了拥有一双美丽的眼睛,选择手术来制作"双眼皮"的人变得越来越多了,男女老少都心甘情愿为了美丽"挨一刀"。

现在有哪些种类的双眼皮手术? 我们常常听到的"压双眼皮"、"埋线"与"切开法"是不是双眼皮手术的一些不同方法

目前,双眼皮手术只有两种方法,一种是切开法,另一种是埋线法。民间的一些称呼"三点微创"、"压双眼皮"等,都是介乎于这两者之间,或者说是这两者的改良。

切开法双眼皮手术需要去除一部分的皮肤,一般比较适合皮肤比较松弛、眼皮较肿的人士。切开法双眼皮手术的同时,可以将眼周的组织进行更好的分布,这样就可以形成比较良好、确切的双眼皮。

埋线法双眼皮手术顾名思义需要将线埋在皮肤下层,需要一定的自身条件,一般适合不需要去除皮肤的年轻人,比如皮肤比较薄的十八九岁的年轻患者。埋线法双眼皮手术由于埋线方式不同而有许多种类,如三点埋线双眼皮手术、连续埋线双眼皮手术、穿透睑板埋线双眼皮手术等,无论哪种形式,无非是让皮肤与睑板粘连,这样就要求皮肤一定要薄,太厚就会有组织影响粘连。

介乎于这两者之间,就有多种方法。之前提到的压线法是埋线法的改良,使用类似电极笔的针烫烧产生瘢痕、粘连来产生双眼皮。还有当前很红的韩式三点法是切开法的改良,不过,韩式三点法有时也不去除皮肤,只通过三个开孔去除一部分组织,无非是想让皮肤与深部组织有更好的粘连,此法比埋线法略微确切一些。

怎样的个人条件才适合进行欧式双眼皮手术呢

欧式双眼皮其实并不是最近才流行的。东西方眼型有差别,是因为我们和高加索人种双眼皮的形成机制是不一样的。亚美人种大多眼睛有蒙古疬,我们是依靠皮肤和睑板粘连形成的双眼皮,依靠睑板上翻的宽度形成的双眼皮,所以很多亚美人种的双眼皮大多是比较窄的。前几年,一旦有门诊患者前来要求做欧式双眼皮,出于责任心,我们大多是拒绝的。其一,是因为人种的差别,用欧式的双眼皮来配东方的脸型并不一定美观。其二,是因为欧式双眼皮可能存在很多弊端,在欧式双眼皮手术过程中,为了双眼皮宽,要把睑板上眶隔内所有的组织都去除,导致眶隔内很多组织量的缺失,一旦出现问题,这样的双眼皮很宽、很难修复,所以我们是不建议患者向这个方向发展。

现在,有很多患者为了舞台形象或者是化妆前来要求进行欧式双眼皮手术,但这也需要一定的自身条件。我认为一些眉弓比较高的、眼窝比较深陷的、眼睛比较大的还可以进行尝试,但也必须向患者明确说明日后可能出现问题的概率高于普通双眼皮手术。

哪些人不适合做双眼皮手术呢

双眼皮手术也并不是人人都合适的,眼睛太小、上眼睑肌力不足都不可直接进行双眼皮手术。眼睛太小的患者,如小眼症,建议先将眼睛开大再进行双眼皮手术。上眼睑下垂、肌力不足的患者中很多是隐匿型的,看上去仅仅是单眼皮,最明显的表现是为了睁开眼睛而使劲抬眉毛,只有仔细检查才会发现肌力不足、眼睛睁不开,这样的患者也不适合直接进行双眼皮手术,即使强行进行手术,最后双眼皮也会慢慢消失不见。

另外,有些内双患者来做双眼皮,无非是希望双眼皮变深一点、宽一点,这样外貌的改观空间可能没有单眼皮大。

现在有很多中老年人出现上眼睑松弛而来就诊,这样的手术与年轻人有何不同

现在很多中老年人由于皮肤的松弛、眼周结构的退化引起倒睫等问题前来门诊,情况非常普遍。

单单是因为由于皮肤的松弛而来就医,如果患者本身就是双眼皮,那么可以进行上睑皮肤的提紧,切口可以放在眉毛下面,这样可以切除多一点的皮肤量。如果患者本身不是双眼皮,那么先可以做一个比较窄的双眼皮。如果患者要求较高,可再进行上睑皮肤提紧。

做双眼皮手术,会给外貌带来怎样的变化? 有怎样的好处? 切开法双眼皮手术有时可以去眼周边的脂肪,这是否比其他几种双眼皮手术更有提升美感的优势

做双眼皮手术会给外貌带来较大的影响,特别是眼睛原来肿肿的、无神的年轻患者,进行双眼皮手术后,眼睛会变得大而有神。

如果有些患者有倒睫的苦恼,那么开双眼皮就可以较好地解决倒睫的苦恼,使睫毛上翘。对于一些单眼皮的患者,进行双眼皮手术后,化眼妆也变得容易了。

切开法与埋线法相比而言,埋线法的优势是恢复比较快,一个星期即可恢复,而切开法恢复比较慢。切开法比较确切,宽窄可以调节,而埋线法无论埋线多高,但由于地心引力,眼皮盖下来会慢慢变窄,甚至最后可能会变得浅浅,如内双眼皮一样。

切开法可以通过切口去除或调整眼周组织，这是切开法的优势所在。但埋线法也可以切一个较小的切口，将眼外侧的脂肪团去除，但是眼内侧及较为臃肿的脂肪团是取不掉的。

从长远的角度而言，去除眼周脂肪要适可而止。不能图一时的美观，将眼皮切得很薄，否则年纪大了，脂肪慢慢退化、萎缩甚至消失，会形成眼部的凹陷，甚至需要来充填脂肪。所以有很多医生是不主张去除眼部脂肪的，一般适可而止，只取出手术中目测较为臃肿、鼓出的脂肪。

有些患者比较主观、个性化，要求医生顺着他的意思，如果与自身条件有很大的差异，这一类的患者需要慎重。进行双眼皮手术的效果还是因人而异，不可能两个人的效果完全一致。要将个人的睑板宽度、眼裂长度甚至脸型等各个条件来进行综合考虑。

如今，越来越多的患者选择双眼皮手术，其中不乏前往美容院的患者，那一旦出现问题，可以修复吗

埋线法手术不存在修复的问题，大部分患者是因为时间久了，双眼皮不明显，重新做双眼皮而已。

大部分的切开法双眼皮手术失败是可以修复的，但是修复的同时会面临二次手术的风险，甚至是可能需要解决的问题得到一定程度的修复却又有新问题产生。例如，有的患者需要开内眼角来修复，但是开内眼角同时有瘢痕增生的新风险。还有就是刚刚提到的有些患者过分追求欧式，把上睑组织去除过多，那么就很难恢复到原来的正常结构，这样一旦修复起来也比较困难。

选择正规的医院、有资质的医生可以降低切开法双眼皮修复的概率，选择不正规的美容院进行双眼皮手术一旦失败，其实会给修复带来很大的麻烦，甚至无法修复。正规医院医生进行的双眼皮手术一旦出现问题，相对而言较容易修复。

有一些女性，由于眼裂较小，即使做了双眼皮，效果也不明显而选择了开眼角，再开双眼皮。哪些人适合开眼角？开眼角有哪些禁忌与优势呢

因为东方人内眼角蒙古疵，有些患者喜欢西方平行的双眼皮，显得眼睛更大，那么就必须开眼角，这样眼型就更好看一点。尤其是对于眼裂比较短的、眼球比较圆的，这样的眼型最适合开眼角，能使眼睛变得更大。

开内眼角是关于皮肤的手术，一般没有绝对的眼类疾病的禁忌。除非患者的两眼距离已经很近了，那么为了美观就不建议患者进行手术。如果可以排除瘢痕的风险，那么开内眼角对容貌的改变还是很大的。

临床上，有不少患者询问是否垫高鼻子以后会有开内眼角的效果，其实不然。即使术后由于红肿使得皮肤拉扯,两眼看上去近了,但是由于皮肤的弹力,消肿后眼睛还在原来的位置,起不到开内眼角的效果,但由于鼻子高了,会觉得两眼变得深邃了,有了视觉上的改观。

开眼角手术,分为内眼角和外眼角。内外眼角是否可以一起手术

开内外眼角、双眼皮的先后时机,每个医生有每个医生不同的选择,不能一概而论。有很多医生喜欢双眼皮与内眼角一起做,这样外观的改变会比较大。我个人也觉得内眼角与双眼皮一起做,医生的成就感也是很大的。如果患者可以很好地恢复,那么优势也是非常明显的,也能够减少一次手术的时间。但是,临床上也碰到一些患者,因为原来上睑肌力较差,又双眼皮与内眼角手术一起做,这时内眼角的瘢痕会影响双眼皮的睁眼弧度,恢复过程也是比较煎熬的。所以,对于眼睛比较小、肌力较差的患者,我个人建议先做双眼皮,这样大体的外貌就得到改变了,开内眼角只是锦上添花的事,患者也不一定非做不可。

双眼皮和内眼角手术是当天手术、当天即可出院的,不需要住院。切开法双眼皮手术一般1周后就没有明显红肿;3个月后,双眼皮会显得比较自然;半年到1年,手术的刀疤红印可以基本消退;当然,双眼皮时间越长越自然。

自体脂肪移植丰胸

曹卫刚　整复外科主任医师

人体内的脂肪大致可以分为皮下脂肪和内脏脂肪两类。皮下脂肪存在于皮下,是可以摸得到、捏得起的"肥肉",这部分脂肪可以通过吸脂手术吸出而达到躯体塑形的目的。内脏脂肪是人体脂肪的一种,包绕保护着内部脏器,这部分脂肪无法通过吸脂的方法吸出。

皮下脂肪的吸出

通过抽吸的方法将皮下的脂肪抽出,使皮下脂肪层变薄,从而腰围,腿围小下去。

苹果型身材和梨形身材

国人的体型中,未婚的少女一般偏向梨形身材,脂肪主要堆积在臀部和大腿等处,往往拥有"杨柳细腰"而没有"纤纤玉腿",而已婚育的女性因为体内激素的影响,脂肪分布发生变化,有向心性肥胖的趋势,脂肪堆积类似于男性的苹果型,趋向分布于腰腹部而非腿部,所以腰腹部和腿部的吸脂也有一定的年龄分布和性别特征。

如何摆脱恼人的脂肪

运动节食:想要摆脱脂肪堆积的困扰,最简单的方法是通过保持健康的饮食习惯,坚持锻炼,通过运动消耗身体多余的脂肪,让自己保持健康美丽的体型,靠运动和节食减肥必须持之以恒,不然容易出现反弹。

吸脂:吸脂可以直接减少吸脂部位的脂肪细胞数目,达成瘦身的目的,同时亦减少相应部位的肥胖基础,不易反弹。最适合吸脂的是局部脂肪堆积明显的人,可达到很好的塑形目的。

自体的乳房基本是由乳腺组织和脂肪组织组成,体积大小也主要由乳腺组织和脂肪组织决定,如果先天性乳房发育不良,可以通过手术的手段将身体其他部位的脂肪移植到乳房部位,从而达到乳房"再次发育"。

什么是自体脂肪丰胸

自体脂肪丰胸的基本原理是将身体上其他部位的多余脂肪细胞移植注射到胸部乳房内,脂肪细胞重新生长,与自体胸部乳房内脂肪组织融为一体,使乳房丰满、有型。本质上是自体的脂肪换了个地方生长,相当于乳房的二次发育。由于是自体的脂肪细胞移植,所以不存在排异反应,而且移植的脂肪与原乳房组织内脂肪相同,所以无论外形还是手感都相比假体丰胸更加自然。

所以腰腹部/腿部吸脂塑形+自体脂肪丰胸,可以让腰围/腿围小下去,胸围大起来,同时完成减肥塑形和隆胸手术,真正做到一举两得、一箭双雕的神奇效果。

发生烧伤后如何救治

俞为荣　烧伤整形科副主任医师

进入秋冬季,成人在下列情形中可能发生烧烫伤:开煤气灶做饭、做菜时火焰或热油溅出;洗热水澡先开热水阀门;冬天使用暖宝宝等入睡;热水袋因冲得太满或老化爆裂;给糖尿病患者或瘫痪患者洗脚时水温过高;躺在床上抽烟引燃被子(行动不便的老人);发生火灾时以及高压线下甩竿钓鱼引起电烧伤等。

目前我国烧伤分轻度、中度、重度及特重度 4 级。分级的标准考虑到烧伤面积大小、烧伤深度及有无合并吸入性损伤或其他严重的外伤或基础疾病。一般单纯的浅度烧伤面积小于总体表面积的 10％为轻度;浅度烧伤面积 10％～29％或深度烧伤面积＜10％为中度;浅度烧伤面积 30％～49％或深度烧伤面积 10％～19％,或合并其他伤情为重度;大于重度的面积为特重度。

火焰、热水、热液、热物接触(如电热饼、摩托车排气管等)或挤压、电流、化学品、放射线等都可以引起烧伤。火焰、热水、热液如果接触时间非常短暂,可能烧伤深度不深,可以通过换药治疗,除了头面部、手、足、会阴等特殊部位,或面积小于 10％者,不一定需要住院治疗。其他原因造成的烧伤常较深,需要住院手术治疗,而面积非常小的深度烧伤则可以通过较长时间的换药治愈。

烧伤后,可能出现皮肤发红、灼痛、起水疱、脱皮、烧焦等不同表现。当发生烧伤时,第一时间应实施"冷疗":用冷水冲洗,或用冰袋、湿冷毛巾外敷等降低受伤区域的皮肤温度,以减轻损伤。冷水冲洗应在 15 分钟左右。清洁的自来水冲洗不会导致感染的发生。冬天被烧伤,如在四肢,也可用冷水冲洗,成人一般不会导致低体温。如果是接触遇水会发生化学反应或损伤扩散的化学物质如石灰、浓酸、碱等,则不能马上用水冲洗,而是应先设法擦去。

除了上述"冷疗"后,应及时去专科医院就诊。尽量不要涂用染色的或刺激性大的物品,如碘酊、龙胆紫、牙膏等,以免影响判断或加重损伤。在上海地区,烧伤后一般适合包扎疗法,以保持伤口湿润,减少伤口加深并促进愈合;但应根据不同部位、深度而异,如面部、会阴部不适合包扎,宜暴露或半暴露(敷一层含药物的敷料)。肢体远端的烧伤,应抬高患肢,以免因肿胀而加重损伤,促发感染,影响愈合,所以烧伤的手应吊起来,烧伤的脚应搁起来,尽量不下床。如果发现伤口周围红肿,则提示有感染发生,应及时去医院就诊,对伤口进行专业处理,单纯使用抗菌药物或增加消毒剂使用次数,非但难以奏效,而且可能延误病情。对已经愈合的伤口,新生的皮肤较嫩,易脱屑,可用自来水轻柔地清洗伤口,不宜频繁使用消毒剂,否则可能导致"过敏"而出现皮疹,甚至伤口反复迁延。深度伤口愈合后将在后续数月到 2 年内发生瘢痕增生,继而挛缩,影响外观及功能,应在瘢痕增生期(充血发红、瘙痒、变硬)采取措施(用药＋压迫＋锻炼等)抑制其增生,减轻瘢痕程度(难以完全避免),也可通过手术、激光等改善,加速其成熟。

78 日常居家生活应提防烫烧伤

俞为荣　烧伤整形科副主任医师

日常居家生活中,有时由于各种意想不到的原因,会发生烫烧伤意外事故,所以我们应该提高防范意识,掌握必要的防护知识。

在家庭生活中,小儿烫烧伤往往多见于以下原因。

(1) 进行盆浴前先倒入热水,然而在家长将凉水倒入浴盆前,小孩自己爬入。

(2) 孩子喝热水、热汤时感觉太烫而突然松手,把烫水倒入颈胸部。

(3) 小儿对插座空洞或带电物品发生兴趣而触摸。

(4) 跑动冲撞端着热汤、热水的家长。

(5) 进入焚烧的垃圾堆玩耍。

(6) 玩火、玩热水器等。

成人在下列情形中可能发生烫烧伤。

(1) 开煤气灶做饭、做菜,火焰或热油溅出发生烫烧伤。

(2) 洗热水澡先开热水阀门。

(3) 冬天使用暖宝宝等过热。

(4) 热水袋因冲得太满或老化爆裂烫伤。

(5) 给糖尿病或瘫痪患者洗脚时,水温过高。

(6) 行动不便的老人躺在床上抽烟引燃被子。

(7) 发生火灾时烧伤。

(8) 高压线下甩竿钓鱼引起电烧伤等。

当发生烫烧伤时,患者应在第一时间实施"冷疗":用冷水冲洗,或用冰袋、湿冷毛巾外敷等降低受伤区域的皮肤温度,以减轻损伤。冷水冲洗应在15分钟左右,用清洁的自来水冲洗,不会导致感染的发生。冬天被烧伤,如果烧伤部位在四肢,也可用冷水冲洗。如果是婴幼儿,适合用冷毛巾外敷,并及时更换。如果是接触到遇水会发生化学反应或损伤扩散的化学物质如石灰、浓酸、碱等,就不能马上用水冲洗,而应先设法擦去这些化学物质。

如果接触火焰、热水、热液时间非常短暂,不一定需要住院治疗。其他原因造成的烧伤常较深,需要住院手术治疗。

烫烧伤后,可能出现皮肤发红、灼痛、起水疱、脱皮、烧焦等不同表现。除了上述"冷疗"后,应及时去专科医院就诊。尽量不要涂用染色或刺激性大的物品,如碘酊、龙胆紫、牙膏等,以免影响判断或加重损伤。烧伤后,可采用包扎疗法,以保持伤口湿润,减少伤口加深并促进愈合。但是,应根据不同部位、深度而异,如面部、会阴部不适合包扎,宜暴露或半暴露,即敷一层含药物的敷料。肢体远端的烧伤,应抬高患肢,以免因肿胀而加重损伤、促发感染、影响愈合。所以,患者切记:烧伤的手应吊起来,烧伤的脚应搁起来,尽量不下床。如果发现伤口周围红肿,提示有感染发生,应及时去医院就诊。

对已经愈合的伤口,新生的皮肤较嫩,易脱屑,可用自来水轻柔地清洗伤口,不宜频繁使用消毒剂,否则可能导致"过敏"而出现皮疹,甚至会使伤口反复迁延。深度伤口愈合后,将在后续数月至 2 年内发生瘢痕增生,继而挛缩,影响外观及功能。所以,患者应在瘢痕增生期,即充血发红、瘙痒、变硬时,采取用药、压迫和锻炼等措施抑制其增生,减轻瘢痕程度。

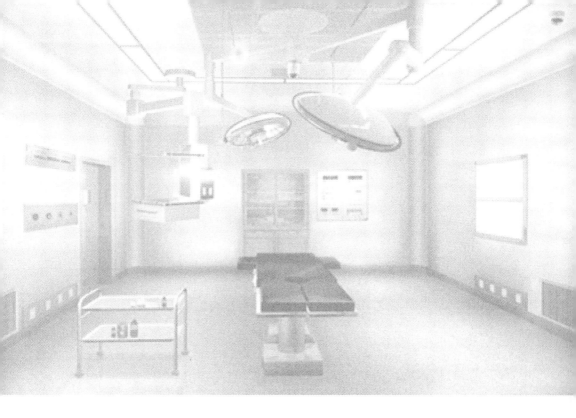

四、口腔科

⑦9 口腔黏膜养护 5 要诀

周曾同　口腔黏膜科主任医师、教授

一提到口腔,大家可能马上想到的是牙齿,说到口腔健康就想到"拔""补""镶"牙齿。其实,中老年人中有很多患有各种口腔黏膜病,如复发性口疮、慢性唇炎、扁平苔藓、口腔白斑、贝赫切特(白塞)综合征、增生性天疱疮等。看似不大的口腔黏膜疾病却往往经年累月缠绵不去,给患者的身心带来了极大的困扰。口腔黏膜的重要性一点也不亚于全身其他组织器官。

黏膜,是指覆盖在口腔、鼻腔、眼睛、胃肠道、尿道、阴道等器官内壁的湿润"衬里",是人体抗感染的第一道防线。口腔黏膜里有丰富的血管、神经,能够分泌多种消化酶,有天然的屏障及温度调节功能。

正常的口腔黏膜,7 个词来形容

正常的口腔黏膜可用 7 个形容词来描述:粉红的、湿润的、光滑的、连续的(没有破洞)、柔软的、有弹性的、无异味的。口腔黏膜会随着年龄的增长产生一些增龄性改变,如老年人常常会觉得吃菜没有滋味,这是口腔黏膜中主管味觉的细胞功能退化所致;有些更年期女性会感觉口腔干燥,黏膜变薄变敏感,这与女性更年期内分泌变化有关;老年人要保护好牙齿,没有健康的牙齿,会直接影响消化吸收功能,导致营养性贫血,随之也会产生口腔黏膜的病变。

口腔黏膜病临床表现多

口腔黏膜病众多,包括十大类 100 余种疾病,有斑、丘斑、丘疹、疱疹、溃疡、坏死、结节、肿瘤等多种表现。另外,包括血液系统、免疫系统、消化系统、性病等很多全身疾病都能在口腔黏膜上看到特异性的表现。

(1) 复发性口疮:

又称复发性阿弗他口炎、复发性口腔溃疡,是口腔黏膜病中发病率最高的一种疾病。普通感冒、消化不良、精神紧张、郁闷不乐等情况均能偶然引起该病的发生,好发于唇、颊、舌缘等处,在黏膜的任何部位均能出现,但在角化完全的附着龈和硬腭则少见。各年龄段都有发病,女性较多。复发性口疮有自限性,一般在 10~20 天自愈,但易反复发作。该病具有周期性、复发性、非传染性及自限性等特点。不会癌变,但有遗传倾向。平时不用忌口,但不宜吃粗糙的食物,简单说就是"吃软不吃硬"。

(2) 慢性唇炎:

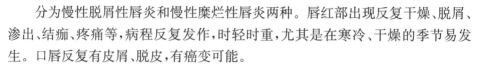

分为慢性脱屑性唇炎和慢性糜烂性唇炎两种。唇红部出现反复干燥、脱屑、渗出、结痂、疼痛等，病程反复发作，时轻时重，尤其是在寒冷、干燥的季节易发生。口唇反复有皮屑、脱皮，有癌变可能。

（3）扁平苔藓：

是一种不明原因引起的累及皮肤、毛囊、甲、黏膜的慢性炎症性疾病，多发于中年人，特征性皮疹表现为紫红色多角形扁平丘疹和斑块，好发于手腕、前臂、下肢远端和骶骨前区，患者自觉瘙痒。扁平苔藓最常发生于口腔，表现为双颊黏膜为主的白色网状细纹，也可出现糜烂、溃疡、大疱，伴有烧灼感。部分患者皮疹与口服药物过敏有关，如抗菌药、血管紧张素转换酶抑制剂（ACEI）、噻嗪类利尿剂、抗疟药等。有3%左右的癌变率。

（4）口腔白斑病：

口腔各部位黏膜均可发生，但以颊、舌部最多见。白斑的色泽除了白色以外，还可表现为红白间杂的损害。局部刺激因素在白斑的发病中具有很重要的作用，吸烟是常见原因。白斑患者有吸烟习惯的占80%～90%，且发病部位多与烟的刺激部位一致。其他如咀嚼槟榔、嗜酒，牙齿不良修复体、残冠、残根等刺激也可引起白斑。在全身因素中，白色念珠菌感染、维生素 B_{12} 和叶酸缺乏、梅毒等均与白斑发生有密切关系。患者以中老年男性多见。有30%左右的癌变率。

（5）贝赫切特（白塞）综合征：

又叫"口-眼-生殖器"三联征，是一组以口腔溃疡、生殖器溃疡和眼色素膜炎为主要临床表现的慢性复发性疾病，可累及全身多个系统，病情呈反复发作和缓解交替过程。部分患者有视力障碍，除少数因内脏受损死亡外，大部分患者的预后良好。

其他还有增殖性天疱疮、带状疱疹、干燥综合征、黑棘皮病、艾滋病等疾病，在口腔黏膜中都有各种特异性的表现。

保护口腔黏膜您应做到以下几点：

（1）纠正不良的生活习惯。

烟、酒，尤其是劣质白酒和劣质香烟，对口腔黏膜都有严重损害，要戒掉。老年人一般都患有多种慢性疾病，服用多种药物，感觉比较迟钝，饮酒后服药会增加药物的不良反应；吃饭一定要养成细嚼慢咽的习惯，一方面可以避免损伤口腔黏膜，另一方面唾液里有很多消化酶等物质，对人体健康非常有益。

（2）不乱用药、少用药。

不要随便自购自服抗菌药，以免引起过敏性损害；有的人对安乃近过敏会引起口腔黏膜溃疡和糜烂，应慎用安乃近，包括含有安乃近成分的"感冒片"等；喉咙痛不能随意服用"牛黄解毒片",因为对牛黄过敏的人,吃了含有牛黄成分的中成药可能发生全口黏膜糜烂等严重的过敏反应;不少降压药、利尿药都会产生干燥的不良反应,如出现口腔干燥不适,应及时请医生调换其他降压药物;不要随便吃蜈蚣、全蝎、蜂胶、"猫包"(猫的胎盘)等,这些异体蛋白进入人体易引起过敏反应,包括严重的口腔黏膜过敏性病变。

(3)不用或少用劣质口唇护肤品。

有过敏体质的人一定要避免使用劣质的唇膏、唇彩、润唇膏等。文唇是一种比较危险的行为,因为消毒不严格会导致感染,有过敏体质的人会因此引起慢性唇炎等。应彻底纠正咬唇、舔唇的坏习惯。

(4)少吃酸、辣、麻、涩、烫及粗糙的食物。

尤其是已患有口腔黏膜病,或有过敏体质的人,日常生活中应更加注意,膳食均衡,多吃新鲜蔬菜和水果,避免酸、辣、麻、涩、烫及粗糙的食物对口腔黏膜造成的损害。

酸:米醋、柠檬等酸度较大的水果。

麻:花椒等。

辣:辣椒、大葱、小葱、洋葱、胡葱、大蒜、蒜苗等。

涩:菠菜、鲜笋、笋干、葡萄皮、葡萄干、葡萄酒。提倡喝一些淡绿茶,不宜喝红茶、浓咖啡等。

烫:喝汤、水都不能太烫,"麻辣烫"更应杜绝。

粗糙食物:少吃竹笋、甘蔗,炒制的花生米、瓜子,腌制食物(如各种咸菜)不能吃,海鲜、虾、螃蟹不能带壳吃,不吃或少吃臭豆腐、油墩子、卤鸡爪、鸭脖子等油炸或带骨头的食物。少吃牛、羊、狗肉。

(5)每年检查一次口腔黏膜。

最好每3~5个月对口腔黏膜作一次检查,至少每年体检时全面检查一下口腔黏膜状况。

希望大家都能够重视自己的口腔黏膜健康:像善待牙齿一样善待你的口腔黏膜,有了关爱才能拥有健康的口腔黏膜,有了健康的口腔黏膜才有健康的生活!

口腔溃疡简易护理法

(1)口腔生溃疡时,可用生理盐水或小苏打水漱口,也可选用合适的漱口水漱口,有延长复发促进愈合的作用。

(2)溃疡面可用蜂蜜涂抹,不宜经常使用激素类药物(贴)涂抹。

(3)如果口唇干燥干裂,可用热的湿毛巾热敷。

（4）选用儿童牙膏刷牙。

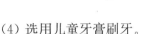 "烫辣"出来的口腔癌

周海文　口腔黏膜科主任医师

邀三五好友一起围桌小坐,吃着热气腾腾的火锅,开怀畅饮,可谓人生一大乐事。然而,幸福中往往潜伏着隐忧。火锅吃多了或食用方法不正确可能引起口腔黏膜损害,长期吃烫、辣食物对口腔黏膜来说无疑是一种强烈刺激。

对于这种刺激,有人认为"爽得很",特别是湖南、江西等地喜食麻辣之人。但实际上,这种刺激是一种"残酷折磨",口腔癌的发生与它脱不了关系。

娇嫩的口腔黏膜

口腔黏膜是一层比皮肤薄得多的上皮组织,非常娇嫩,天生就不耐烫,惧怕辣。同时,口腔黏膜又有很强的再生能力,一旦遭受"残酷折磨",便会通过上皮增生,努力修复被"摧残"的地方。

研究发现,人最适宜的进食温度在 10～40℃,而口腔一般耐受的温度最高为 50～60℃。当感到很烫时,温度一般为 70℃左右。但经常吃烫食的人,在温度很高的情况下也不会觉得太烫。

癌症的发生与"烫""辣"有关

在接触 75℃左右的热食热饮时,我们娇嫩的口腔、食管黏膜就会有轻度灼伤,灼伤的黏膜表层会脱落、更新,细胞会迅速增生、更新、补充。在这种情况下,一旦细胞的增生速度异常加快,或在不良刺激(如辛辣刺激)下变异,就可能发生癌变。

另外,黏膜在热刺激下不断增生、增厚,增厚的黏膜对热刺激、辛辣刺激反应会越来越不敏感,这样使人越来越不怕烫、辣,从而吃得更烫、更辣,口腔黏膜就会越增越厚,形成恶性循环。

有研究发现,烟、酒、慢性摩擦及喜吃烫、辣食物等,是口腔白斑发生癌变的主要因素。而白斑转化为癌,与局部是否继续受到物理化学刺激密切相关。许多研究资料都表明,一些地区的食管癌、贲门癌、口腔癌可能与烫食、辣食有关。从此意义上来说,某些黏膜上皮的癌症很有可能是"烫"出来、"辣"出来的。

日常适当补充维生素 A、C、D,多吃新鲜的蔬菜及水果,少吃熏烤腌制类食物,保护口腔粘膜,可以降低口腔癌发生风险。

一戒二不三拔四关注

要预防口腔黏膜癌的发生,除了饮食健康,尽量不吃烫、辣食物外,我们还要做到以下几点:

一戒:戒烟限酒,降低饮用酒精的浓度。

二不:不长时间直接日照;不吃过烫和刺激性强的食物。

三拔:保持良好的口腔卫生,及时拔除残根或残冠,磨改锐利的牙尖或假牙的锐利边缘,避免不良刺激。

四关注:关注癌前病变,要做到早发现、早诊断、及时处理,以预防癌变的发生。通过自我检查,发现有下列异常情况者应立即就医:口腔内溃疡两周以上未愈合;口腔黏膜有白色、红色和发暗的斑;口腔反复出血,出血原因不明;口腔颌面部、咽部和颈部有不明原因的麻木与疼痛等。这些都是有癌变可能的异常情况。

 81 牙齿的健康保健——小问题大学问

朱亚琴　口腔综合科主任医师
冯希平　口腔预防科主任医师

青壮年时期是人体功能最强盛的时期,人的牙齿状况也相对稳定,一般牙病问题相对较少。也正是因此,让不少年轻人疏忽大意,比如刷牙出血不及时就诊、牙疼就吃止痛消炎药等,结果常常把小病拖成了大病,给自己带来更多的麻烦。

牙痛不能靠吃止痛消炎药敷衍了事

许多人都经历过自己或身边的人牙痛的情况,俗话说:"牙痛不是病,痛起来要人命"。牙痛时,有些人会选择服用止痛和消炎药物,有时候药物能够起效,牙不痛了,也就不去医院接受治疗了。那么,这些药物真的有效么?

许多患者平日工作繁忙,常因没有时间去就诊而选择服药来减轻牙痛。但事实上,止痛药虽然在短时间内看似解决了牙痛的问题,但却只能治标而不能治本,往往在止痛药的药效过去之后,牙痛根源问题依旧无法解决。此外,止痛药的服用往往还会掩盖疾病的真相,若在服用止痛药后就诊,往往对医生的各项检查不敏感,使得疾病的诊断产生了困难。

那么消炎药是否真的能治疗牙痛呢?答案是否定的。由于牙髓组织处在坚硬的牙髓腔内,在炎症发作时,牙髓内容量和体积均增大,但髓腔的容量却不能相应增大。这样,不能向外排出的炎性渗出物,向内挤压牙髓的神经纤维,从而产生剧烈的疼痛。而牙髓的血供只能通过针尖大小的根尖孔与外界相通,且缺乏侧支循环,因此,口服消炎药在全身吸收后,只有很少量的药物通过血液到达牙髓组织内,对消除牙髓炎症可谓是"杯水车薪"。由于牙髓炎疼痛的最直接原因是牙髓腔压力升高引起,故只有打开牙髓腔降压,才是减轻牙齿疼痛最直接有效的方法。所以,当发生牙痛后,尽早去医院进行牙科治疗才是彻底解决牙痛的最佳方式。

洗牙会让牙齿松动、牙缝变大吗

当口腔卫生情况差者被建议洗牙时,有些人会说:"我听说洗牙后牙齿会松动,不想洗""我同事说,他洗了牙之后,牙缝变大了,吃东西老是塞牙""我以前洗过牙,我的牙齿都被洗薄了"。对于洗牙,大众有着非常大的误解,觉得洗牙不但对口腔健康无益,反而会造成牙齿变薄、松动、牙缝变大等不利的影响。

其实,一般洗牙后会松动者都是中度以上牙周炎并且口腔卫生极差者。预防性洗牙或牙龈炎者洗牙不可能出现如此情况。当牙周炎发展到中度以上时,牙齿被牙石重度包围,牙齿就像一棵即将枯萎的大树:在邻近树根部都是垃圾等有毒物质,而地面上在树四周有一大堆大石头把树牢牢撑住,表面看起来很结实,但树底下的垃圾一直侵蚀大树,也使树周围的泥土破坏。对于牙周炎患者来说,龈下菌斑、牙石不断侵蚀着牙齿,破坏牙周组织,导致牙槽骨吸收。

当洗牙时,把牙齿四周的菌斑牙石都清除掉,此时牙齿就像大树没有了大石头的支持,会松动。一般牙周炎情况不严重者,经过一系列治疗后,牙齿松动度会好转,可以避免拔牙。同样,牙缝中本来被牙石堵住的缝隙由于牙石被清洗掉,而使缝隙暴露出来,才会让患者有牙缝变大的感觉。

至此,有人会说:"那不去洗牙了,牙石就让它堆在那里,牙齿也不会松、不会掉。"这是一个非常错误的想法。因为我们的牙齿是一个整体,当牙周炎患者有一颗牙情况非常差时,如果不处理,会波及其他牙齿,最后导致全口因牙周炎而导致的失牙,牙槽骨吸收严重,即使装全口假牙,使用效果也会很差。牙石堆出的牢固、紧密是假象,最终会害了满口牙。

刷牙出血可能是牙龈健康出了问题

很多人在出现刷牙时会有牙龈出血的现象。有些人将此归咎于刷毛太硬,从而损伤牙龈,因此选择用软性刷毛的牙刷。又有些人认为,是自己刷得太用力了,以至于牙龈出血,所以会选择轻点刷牙来解决这个问题。但这些结果往往是,牙齿刷不干净,牙龈越来越容易出血。

刷牙出血说明有牙龈炎,需要就医治疗

一般市面上的牙刷的刷毛材质可分为三大类:硬毛、中等硬度毛和软毛。硬毛牙刷一般用于牙渍较重、牙垢较明显的使用者,中等硬度毛牙刷则适用于大部分成年人,而软毛牙刷则适用于牙龈娇嫩的儿童或有牙龈炎的患者。牙龈出血者可以选用软毛牙刷,但需要注意的是,刷毛的硬度与其清洁功效呈正比,与清洁时间呈反比,如果选用软毛牙刷的话,则需要延长刷牙时间,如此才能达到理想的清洁效果。此外,牙龈出血说明已经存在牙龈炎症,需要尽快就医以解决根本问题。

事实上,健康的牙龈即使稍用力刷牙也不会引起出血,绝大多数的刷牙出血是因为牙龈炎症。当牙齿清洁不够时,会形成菌斑堆积甚至牙石,并引起牙龈炎症。此时,牙龈毛细血管扩张充血,多会呈现鲜红色;其表面上皮脆弱变薄,保护性差,极易出血。如果不及时控制,情况加剧,就会引起牙周炎,产生不可逆病变。通过洁治术(即通常说的洗牙)彻底清除菌斑牙石是较为有效的办法,一般治疗后1周左右,牙龈炎症即可消退。较为严重者,可配合局部药物治疗。慢性牙龈炎的治疗并不困难,最重要的是防止复发,主要是学会正确的刷牙方法控制菌斑,保持良好口腔卫生状况,定期(6～12个月一次)复查维护,保持疗效。

用漱口水清除不了牙菌斑,无法取代刷牙

随着人们对口腔健康的日益重视,越来越多品牌的漱口水进驻各大商场,功能各异,口味各有不同,越来越多的人也开始使用漱口水。其中,有些漱口水品牌甚至宣称,可以在一段时间内替代刷牙的功效,这让不少经常出差的商务人士和"驴友"纷纷依赖漱口水来清洁口腔。那么,漱口水真的可以完全取代刷牙吗?

答案是否定的。漱口能清除食物残渣和部分松动软垢,以及口腔内容易凭借漱口力量而被清除的污物和异味。经医生的处方和建议,应用一些加入一定药物的漱口水含漱,能帮助减少口腔内致病微生物数量,抑制细菌生长、防龋,起到辅助治疗作用,也能使口腔损伤创面清洁,促进创面愈合。需要注意的是,药物漱口水一般用于牙龈炎洁治后和牙周手术后,不能长期漱口,否则会引起口腔内菌群失调和产生抗药性。

与此同时,漱口能代替刷牙,这种声称只是商业宣传的噱头。因为它不能有效地清除已经形成的牙菌斑。牙菌斑是引起牙龈炎牙周炎的根本原因。牙菌斑紧密附着于牙面,漱口方法一般不能去除,而刷牙可去除菌斑软垢,并借助牙刷按摩牙龈组织,增强其血液循环和上皮角化程度,有助于提高牙周组织对局部刺

激的防御能力,维护牙龈健康。因此,每个人必须养成每日刷牙的好习惯,并学会正确的刷牙方法。

电动牙刷与普通牙刷孰优孰劣

近年来,电动牙刷逐渐受到消费者的追捧。因为它采用电动旋转的牙刷刷头,其转动频率和次数是普通刷牙无法相比的,且刷头可以深入口腔中的各个角落,因此,许多人觉得,电动牙刷的清洁效果一定比普通牙刷好。

事实上,如果刷牙方法正确,使用电动牙刷和手动牙刷的效果是一样的。手动牙刷之所以没有达到理想的刷牙效果,是因为很多人刷牙马虎,要么不注意刷牙方法,用不正确的方法刷牙,要么刷牙时间太短,没能有效去除牙菌斑和食物残屑,正确的刷牙方法才是口腔清洁的关键。用电动牙刷刷牙可以避免这个问题,电动牙刷一般都设置有规定的转动方向和速度,只要把牙刷放在正确的位置,就能获得有效刷牙的效果。

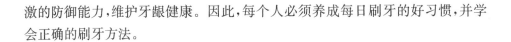

82 您的牙还能咬冰棍吗

朱亚琴　口腔综合科主任医师

前阵子网上热传一条帖子,把牙齿还能不能咬冰棍作为年龄的一条衡量标准,虽有戏谑之意,但也有一定的道理。

小孙子暑假在家,天天要吃一根雪糕。有一次说要孝敬奶奶,从冰箱里拿了根雪糕给陈大妈。陈大妈一高兴,接过雪糕就吃起来。可是没吃几口,牙齿痛了,赶紧停了口,但这牙齿却痛了一天一夜都没好,吃饭都成了问题。第二天去医院检查,医生说陈大妈本来就有蛀牙、慢性牙髓炎,被冷饮一刺激,诱发了急性牙髓炎,需要拔除牙髓,下次再做根管治疗,也就是俗称的"抽牙神经"。

吃几口雪糕,竟然惹出了这么多的麻烦!

冷热刺激诱发牙病

人体口腔内的温度是恒定的,一般在35℃左右,牙齿和牙龈在这样恒定的温度下维持正常的新陈代谢。过冷或过热的刺激,都不利于牙齿的健康,会缩短牙齿的寿命。

专家指出,对于原本就有龋齿、牙周病的患者,冰淇淋、冰镇饮料、冷风等刺激,很有可能诱发牙髓炎急性发作,引起牙痛。有过此类经历的人,大多不敢吃冷饮,更不要说咬冰棍了。

除了低温刺激外,夏天喜欢吃火锅、麻辣食物,也会对牙齿产生刺激而诱发牙痛。

酸性环境腐蚀牙齿

现在正值饮料销售旺季,少年儿童和年轻人都非常喜欢喝饮料。大多数饮料都是酸性的,对牙齿有一定的腐蚀作用,尤其是碳酸饮料。

英国科学家发现,碳酸饮料是腐蚀青少年牙齿的重要原因之一。常喝碳酸饮料会令 12 岁以下青少年齿质腐损的概率增加 59%,令 12~14 岁青少年齿质腐损的概率增加 220%。长期饮用碳酸饮料,特别是冰镇的碳酸饮料,往往会出现牙齿酸胀、无力的感觉。牙齿受到酸性物质腐蚀,牙釉质表面的钙磷脱落,牙齿色泽就会发生改变,呈白色或微黄的斑点,影响美观,被称为"可乐牙",医学上叫"牙齿酸蚀症"。更严重的,牙釉质脱落,牙齿上有明显的浅凹陷或细沟,牙齿变得脆弱和敏感。

不仅是碳酸饮料,很多甜饮料、果汁、酸奶等也是酸性的,只不过酸性强度相对碳酸饮料弱一些,但经常饮用也会对牙齿造成不利影响。

饮用碳酸饮料只是导致牙齿酸蚀症的原因之一,任何 pH 小于 7 的环境下牙齿都有可能会被酸蚀,如含糖量高的食物。

冷饮、饮料怎么喝

对于口腔健康的人群来说,偶尔吃点冷饮,咬几口冰棍、雪糕,问题不大。但是,已经有牙齿、牙周疾病的人群,则不宜吃过冷的食物和饮料,尤其是冰棍。

为了保护好我们的牙齿,专家建议,碳酸饮料、甜饮料尽量要少喝,喝的时候最好使用吸管,减少牙齿直接接触碳酸饮料的机会,喝完饮料后尽快漱口,但不要立即刷牙。

只有牙齿保护好了,才不怕咬冰棍!

83 预防"可乐牙",饮料要用吸管喝

韩俊力　口腔综合科副主任医师

英国科学家近日发现,常喝碳酸饮料是青少年牙齿受腐蚀的重要原因之一。长期饮用碳酸饮料,牙齿还会出现酸胀、无力的感觉。这时候,可能已经患上了"可乐牙"。

"可乐牙"危害身心健康

什么是"可乐牙"？其实"可乐牙"并不是医学术语，它实际上是指在长期摄入可乐等碳酸饮料后，发生在牙齿上的一种疾病，专业术语叫做"牙齿酸蚀症"。由于碳酸饮料以可乐、雪碧等最为人所熟知，因此才有了"可乐牙"这一形象的说法。

有些人也许以为，牙齿被腐蚀并没有什么大不了的，那可就太轻视了。牙齿的主要成分是碱式磷酸钙，它会与碳酸饮料中的碳酸发生化学反应，从而腐蚀牙齿。长此以往，牙齿牙釉质表面的钙磷脱落，牙齿色泽就会改变，呈白垩色或微黄的斑点，将影响美观，这就是"脱钙"症状。更严重的，当牙釉质长期"脱钙"，牙齿上会出现明显的浅凹陷或细沟，牙齿就会变得脆弱和敏感，"可乐牙"就形成了，不仅给咀嚼、发音带来不利影响，也会妨碍人正常的社会交往和工作，身心都备感压力。

防腐蚀的3个小方法

（1）如果要喝饮料，请尽量一次喝完，不要长时间饮用。避免将饮料含于口中过久，并且最好使用吸管，以减少牙齿在酸性环境中的暴露。

（2）喝完饮料及时漱口，但不要立刻刷牙，因为此时饮料与牙齿产生的酸性物质会软化牙釉质，刷牙将造成牙面的过度磨耗。至少要半小时后才能刷牙。

（3）刷牙应使用含氟牙膏，氟能与牙釉质发生反应，减少牙釉质在酸性环境中的溶解，并能促进釉质矿化，使牙齿变得坚固。另外，氟还能干扰糖的发酵，减少糖代谢产生的酸，有助于阻止牙酸蚀症的发展。

84 嘴巴里的那些事

——牙痛、牙龈出血、智齿、牙齿缺失以及口腔黏膜病都是怎么回事？

李林光　口腔综合科

吃饭喝水、谈话交流都离不开一张嘴，随着人们要求的提高，这张嘴也渐渐成为门面的重要组成部分，想象一下，面前坐着一位俊男（靓女），言谈举止绝对符合男（女）神级别，但是一张开嘴，满口烂牙或者浓重的口腔异味，那是怎样的一种体会？所以口腔的维护是十分重要的，但是如何维护，又有多少人真正了解呢？在这里，我就和大家聊聊嘴巴里的那些事，简单地谈谈口腔保健。

首先，我们要清楚嘴巴里到底有哪些"事"？我们可以根据身边常见的情况，大概的分成几方面：牙痛、牙龈出血、智齿、牙齿缺失以及口腔黏膜问题。

牙痛

俗话说得好：牙痛不是病，痛起来要人命。其实牙痛也是分成下边几种情况的。

（1）短暂疼痛：如遇到冷、热、酸、甜的食物等出现的短暂的酸痛不适，常见于龋齿；楔状缺损、牙龈退缩、牙齿磨耗等导致的牙本质敏感。

（2）牙髓炎：牙齿突然出现疼痛，白天隐隐作痛，或者阵发性发作，而夜晚疼痛加剧，甚至难以入睡，常常觉得一侧的牙齿都痛，连带着半边头痛。牙齿一旦遇热便剧烈疼痛，口含冷水可缓解。

（3）根尖周炎：牙齿有发木、浮起感，有时伴有明显的牙龈甚至颌面部肿胀，咬合时疼痛，无法用这半边进食，但知道哪颗牙痛。

"要命"的牙痛，一般就是指后两种情况了。对于龋齿、牙髓炎和根尖周炎的情况，我们建议及时就诊，进行牙体牙髓治疗。对于牙本质敏感的患者，首先建议应用抗敏感牙膏进行护理，如果冷热酸痛症状缓解或者消失，可不做任何治疗；牙膏应用无效时，则可至口腔医院或者诊所进行脱敏或者缺损充填治疗，必要时进行牙髓治疗。

牙龈出血

根据来源可分为外源性和病源性。外源性是指牙龈受到了物理性的损伤引起的出血，如咬到硬物、刷牙时用力过度的偶然损伤等；病源性的是指口腔或者身体其他器官疾病引起的牙龈出血，可分为局部性（原发）和全身性（并发）。

原发性牙龈出血通常是由于牙龈炎或者牙周炎引起，由很多局部因素导致：菌斑、牙石刺激；机械化学因素、不良修复体及充填物、不良矫治器、张口呼吸习惯；局部组织过敏。

并发性牙龈出血通常由于身体其他病变引起的并发症或者作为其他器官病变的一个症状出现，最典型的病变糖尿病、白血病、肝炎、血小板减少等。

说到牙龈出血，我们不得不重点提一下：牙周炎。牙周炎是发生在牙齿组织周围组织的一种慢性进行性疾病。可因牙龈发生炎症、水肿、牙周袋形成、牙齿松动、咀嚼功能下降所致，严重者导致牙齿脱落。如果出现牙龈出血或者牙周炎症状时，我们要给予足够的重视，及时治疗，控制炎症。

智齿

正常来说，成人恒牙有 28～32 颗，长在最边上的第三磨牙，俗称智齿，并不是必然会生长，因人而异，0～4 颗不等。随着人类不断进化，人体颌骨逐渐变小，智齿往往因空间不够而造成阻生，阻生的智齿表面被牙龈或骨组织覆盖而形成盲袋,日常不易清洁,细菌容易滋生,引起牙齿软硬组织炎症,如果不加以重视,会引起各种破坏,比如智齿周围组织炎、急性炎症导致下颌软组织炎、相邻牙齿软硬组织损伤等。临床接诊中,医生在建议患者拔除智齿时,很多患者往往不能理解,不舍得拔,那么到底什么时候必须要拔除智齿呢? 主要分以下情况。

（1）龋齿：

如果智齿出现较深的龋坏,特别是需要髓病治疗的。

（2）侵犯邻牙：

智齿可能侵犯相邻牙齿造成其损伤,连累"无辜者"的。

（3）空间不足：

如果智齿生长空间不足,在生长过程中反复出现严重的周围组织炎的。

（4）不易清洁：

如果智齿萌出位置不佳,清洁困难而易出现龋齿的。

（5）没有对颌牙：

智齿萌出 0～4 颗不等,如果一颗智齿的对颌没有与之对应的智齿,可能影响咬合关系的。

（6）阻生齿：

埋伏于齿槽骨内的智齿,特别是斜位或水平位的。

如果出现以上情况,那么建议拔除智齿,无须犹豫,早作处理,以绝后患。

牙齿缺失

很多朋友对于缺牙不够重视,觉得"我还可以吃,没什么"、"以后牙全掉光,再装也来得及"等,殊不知,缺牙会给我们带来很多健康问题。

（1）胃肠受累。

咀嚼功能降低以后,未经充分研磨、捣碎的食物将直接进入胃肠道,这将大大增加消化系统的负担,还会影响到营养成分的吸收。长期如此,甚至可能引发消化系统疾病。

（2）余牙遭殃。

牙齿缺失后,咀嚼的任务就落到了其他牙齿身上,同时由于缺牙空隙的存在,邻近的牙齿也失去了约束和依靠,这都会大大增加余牙的负担。若长时间不修复,可能会造成相邻牙齿的倾斜,以及与其咬合的牙齿的伸长等,继而引发龋病、牙周病,进一步加重对剩余牙齿的损害。当余留牙齿数量较少时,由于它们承担了过大的咬合力量,将会造成牙槽骨快速丧失,出现牙齿松动,甚至脱落。缺牙时间越长、数目越多,对余留牙齿的影响将会越大。

（3）影响面容和发音。

牙齿对维持面部的外观有很重要的作用,尤其是前牙对面部美观的影响非常大。前牙缺失会让人看起来缺少年轻活力,使人更显衰老,并会造成发音不清,俗称"说话漏风"。

(4)颞颌关节损伤。

牙齿缺失以后,因缺牙侧的咀嚼功能降低,患者可能会形成只用另一侧咀嚼的习惯,除此之外,缺牙数目较多或缺牙时间较长以后,会因为余留牙的倾斜、伸长等形成咬合干扰,造成咬合关系紊乱。这些都会影响到颞下颌关节的稳定,造成关节的损害等。

口腔黏膜

口腔黏膜问题往往种类较多,情况也比较复杂,我们主要谈谈两类口腔黏膜疾病:口腔溃疡和口腔斑纹类疾病。

口腔溃疡又称为"口疮",是发生在口腔黏膜上的表浅性损害,大小可从米粒至黄豆大小,成圆形或卵圆形,溃疡面为凹,周围充血,可因刺激性食物引发疼痛,一般一至两个星期可以自愈。口腔溃疡诱因可能是局部创伤、精神紧张、食物、药物、激素水平改变及维生素或微量元素缺乏。系统性疾病、遗传、免疫及微生物在口腔溃疡的发生、发展中可能起重要作用。口腔溃疡在很大程度上与个人身体素质有关,因此要想完全避免其发生可能性不大,但如果尽量避免诱发因素,仍可降低发生率。

口腔斑纹类疾病是斑块、条纹或斑块与条纹同时存在的多种损害的总称。根据病变的类型与色泽的不同,这里主要讲讲两种常见的口腔斑纹病,分别为口腔扁平苔藓和口腔黏膜白斑病。扁平苔藓多见于成年女性,口腔任何部位均可发生,多呈对称性,病变是由白色小丘疹的线纹交织成网状、树枝状或环状,周围黏膜可正常或充血、糜烂等,发生于牙龈的病损表现为龈充血、水肿、上皮剥脱,亦有白色纹状病变。病变发生糜烂时局部有疼痛感。白斑多见于中年以上的男性,病变呈白色斑块状,患者常有吸烟习惯或局部存在不良机械性刺激因素,如残牙根、残牙冠、不良假牙修复体等。多发于唇、舌、牙龈和舌底,早期并无不适感,如果发生糜烂或溃疡,会有强烈的疼痛感。如果继续恶化,斑块突然快速增大增厚,这时就要特别小心了,可能是癌前病变的信号。

预防与保健

"知己知彼,百战不殆"。在大概地了解了我们嘴巴里常见的那些事后,我们就可以采取相应的措施来应对和预防。已经发生了的口腔问题,我们要正视,积极治疗,讲得通俗一点就是"该拔的拔,该补的补,该镶的镶"。但是口腔问题,胜在预防,对于没有发生的,我们就可以积极主动地去保健去维护。

(1) 养成良好的口腔卫生习惯:

预防龋齿,早晚刷牙,饭后漱口,尤其睡前刷牙最重要,减少食物残渣及细菌滞留;使用含氟牙膏:可以使牙齿抗酸能力提高,抑制细菌,提升牙齿再矿化的能力;预防楔状缺损,要使用软毛牙刷,避免横刷,注意使用适当的刷牙力道。预防牙龈炎症,关键是控制和消除牙菌斑,最有效的方法依旧是刷牙,按摩牙龈,促进牙龈血液循环,增强牙龈组织的抗病能力。注意锻炼身体,增强机体免疫力。

这里推荐大家一种正确的刷牙方式:巴氏刷牙法。

① 手持刷柄,将刷头置于牙颈部,刷毛与牙长轴呈 45°角,刷毛指向牙根方向(上颌牙向上,下颌牙向下),轻微加压,使刷毛部分进入龈沟,部分至于龈缘上。

② 以 2~3 颗牙为一组,以短距离(约 2 mm)水平颤动牙刷 4~6 次。然后将牙刷向牙冠方向转动,拂刷唇舌(腭)面。注意动作要轻柔。

③ 将牙刷移至下一组 2~3 颗牙的位置重新放置,注意放置要有 1~2 颗牙的位置重叠。

④ 刷上前牙舌(腭)面时将刷头竖放在牙面上,使前部刷毛接触龈缘或进入龈沟,做上下提拉颤动,自上而下拂刷,不做来回拂刷。刷下前牙舌面时,自下而上拂刷。

刷颊舌(腭)面采用拂刷方法,在②和③步骤间进行以保持刷牙动作连贯,要依顺序刷到上下颌牙弓唇舌(腭)面的每个部位,不要有遗漏。刷咬合面时手持刷柄,刷毛指向咬合面,稍用力作前后来回刷,注意上下左右区段都必须刷到。

(2) 针对可能引起相关问题的局部因素,要尽早处理:

口内的残根残冠尽早拔除,及时修复;拆除不良的修复体、矫治器。

(3) 定期进行口腔检查:

每半年到一年做口腔检查,早期发现,及时治疗。

(4) 注意饮食结构:

预防龋齿,要控制糖分摄入,对食物要粗细搭配,多食富含纤维的蔬菜水果等。预防牙周炎,远离烟草,合理饮食。保证平衡的营养摄入,尤其注意维生素 C 和维生素 K 的获得。预防黏膜问题,避免辛辣性食物和局部刺激,保持心情舒畅,乐观开朗,避免遇事着急上火,保证充足睡眠和休息时间。

最后套用一句广告语,希望大家"牙好胃口好,身体倍儿棒,吃嘛儿嘛香",都能拥有一个健康的口腔环境。

85 老年人护齿： 没用牙齿别不舍得拔

蒋欣泉　口腔修复科主任医师、教授

佘文珺　口腔修复科副主任医师

孙　健　口腔修复科主任医师

人体进入了老年阶段后,牙齿的松动脱落似乎变得不可避免。"80 岁有 20 颗健康牙"这是世界卫生组织(WHO)提出衡量老年人健康的指标之一。不过,不少老人把口中留有多少颗牙来作为评价健康的标准,却不管不顾这口中牙齿是否还健康有用。另外,老年人也是假牙(学名"义齿")佩戴的主要人群,而假牙可以一直用下去、假牙材质要选贵的、不要带卡环的活动假牙等,也是时下老年人在假牙认识上存在的普遍误区。

误区一: 牙齿尽量不拔,拔了其他牙齿会松动

在不少老年人眼中,牙齿是"弥足珍贵"的,因为它的数量是衡量一个人健康与否的标志,即便这些牙齿已经松动了,对应的牙齿已经脱落了,已经基本失去了咀嚼的功能,也希望能够一直保留下去。让它自己松动掉下来,不要主动拔掉。另外,还有一些老人听说,如果拔了一颗牙,周边的牙齿也会跟着松动,因此也很抗拒拔牙。

牙齿松动多数由牙周炎所致;坏牙不拔影响健康

当人进入老年阶段,牙列缺损已经成为了普遍现象。一些老人在就诊时,往往提出"不拔牙装假牙"的要求,认为口内余留牙都具有保存价值。其实,在某些情况下,口腔内的余留牙非但没有保留价值,反而会影响修复效果,诸如龈下残根、二三度松动患牙、根管治疗后炎症长期不愈患牙等。对于此类患病的牙齿,老年朋友也不要过度留恋,因为它们对于修复治疗整体设计制作有害无益,作为潜伏病灶的牙齿均不能保存,需要拔除后修复。

其实,老年朋友牙齿松动的主要原因是由牙周炎引起的,而与是否拔牙没有关系。如果不好好治疗牙周炎,牙齿就会先后松脱。而如果有的牙齿已经非常松动没有保留价值,硬是不愿拔除,会造成很多不利的影响。首先,炎症会扩散,会对尚健康或牙周炎程度较轻的邻牙产生不利影响。其次,有些患者是等到这些患牙自行脱落,而这个时候牙槽骨已严重吸收,对将来义齿的修复带来不利的影响。最后,不及时拔牙,也会造成不能及时地进行义齿修复,会造成患者咀嚼功能低下或咬合紊乱,对患者的健康带来不利的影响。因此,一旦出现无法保留的患牙,应做到早拔早装,才最有利于口腔健康。

误区二：心血管病患者不能拔牙

如今，心血管病已经成为我国老年人的多发病和常见病之一，刺激、疼痛、精神紧张等因素都有可能会诱发心血管意外，而这些因素都可能在拔牙过程中发生。因此，对于这些患有高血压、冠心病等疾病的患者，他们的牙病治疗更为复杂，一些效果立竿见影的拔牙治疗，往往会因为患有的基础性疾病而被医生拒绝。

多学科合作下，患心血管病拔牙已成为可能

心血管病的患者拔牙具有一定的危险性，尤其是老年患者，主要是因拔牙过程中的精神紧张、手术刺激及疼痛的影响，随时可能发生心血管病的意外，甚至造成不可挽回的损失。而随着我国人口老龄化的进程和人均寿命的提高，以及人们对生活质量的要求，合并心血管疾病的拔牙患者也日益增多。不过，如今，心血管病已不再是拔牙治疗的"禁区"。当需要拔牙前，患者需告知专业医生详细的病情及日常所服用的药物，由医师做出健康评估，必要时由口腔医师与内科医师团队合作，辅以心电监护，如此情况下，很多患者都可以进行拔牙手术。

误区三：等牙齿掉了再修复，掉后可以晚点镶牙

不少老年患者患有牙周炎而且接受过根管治疗，治疗后的牙齿经常发生断裂，但他们对此的态度却是不以为然："牙齿缺了一块就去修，没什么意思，浪费钱。反正这牙齿总是要掉的，等自己掉了再装假牙就行了。"而另有一些老人更是大意，牙齿已经掉了，却迟迟不肯再镶牙，认为只要不影响吃饭就没关系。

坏牙不补，终要拔牙；缺牙不镶，牙要乱长

除了牙列缺失外，牙体缺损既是老年人常见的口腔问题，也是口腔修复的适应证之一。在根管治疗后，患牙由于失去了牙髓的营养供应，使得牙齿本身变得较脆易断裂，而后牙在咀嚼时可能承受到 $50\sim70\ kg$ 的力，牙齿在使用中随时面临劈裂的危险。因此，医生通常会建议做完根管治疗的患牙行冠修复延长使用寿命。部分老年患者对牙体缺损并不在意，没能及时地进行修复治疗，直到牙齿完全龋坏或折裂变成残根时才想起要修复。这样的做法是非常错误的，因为当残根位于牙龈下方 $2\ mm$ 以上或根面大面积龋坏时，患牙的修复效果会大受影响，甚至无法修复而需要拔除患牙。所以，遇到此类情况需及时进行牙冠修复，尽可能保护好我们天然的牙体组织。

而牙齿缺失，特别是后牙（磨牙）的缺失，会大大降低咀嚼能力，造成前牙负荷过重，引起余留牙松动、过度磨耗等问题。缺牙长期不行修复，缺失间隙两旁邻牙就会失去制约，逐渐向缺牙间隙发生倾斜或者移位，严重时可产生咬合关系紊乱。而缺失牙对颌的牙齿也会因为失去垂直向的对抗力而向缺牙部位移动伸长，最终使缺牙间隙逐渐变小。上述这些长期缺牙不修复产生的后遗症，都会加

大义齿修复的难度，使患者错失最佳修复时间。

误区四：食物嵌塞是因为蛀牙引起的

食物嵌塞是老年朋友常见的口腔问题。不过，很多老人凭着自己的生活经验认为，食物容易嵌塞是因为牙齿被蛀了，有缺损导致食物残渣容易嵌入。所以，碰到食物嵌塞，便立刻希望医生能够给他补牙，把蛀掉的牙洞补上了，食物也就不会再塞进牙缝里了。

牙龈萎缩导致的食物嵌塞，老年人中更常见

引起食物嵌塞的原因，一种确实是由于牙齿蛀坏、缺损，造成牙与牙之间的邻接关系被破坏，引发垂直性的食物嵌塞，这种情况是可以通过补牙来解决的。另一种情况，也是老年朋友更常见的，就是由于牙龈（特别是龈乳头）萎缩所造成的，我们称之为水平性的食物嵌塞。这种情况往往牙齿完好，但原先在相邻牙齿之间充满的牙龈乳头由于牙龈生理性萎缩或牙周炎造成牙槽骨吸收引起继发牙龈退缩而变平甚至消失，就会引起水平性的食物嵌塞。这种情况不是靠补牙所能解决的，而是要进行相应的牙周治疗。对于一些不可逆转的牙龈萎缩，患者在每次进食后要进行口腔清洁，包括使用牙线、牙缝刷或冲牙器等，不能让食物残留在牙缝中，特别是在晚上睡觉前。否则残留的食物会进一步加重牙周的损害，也会引起牙齿邻面、根面的龋坏。

误区五：一副假牙要用一辈子

不少老年人有着省吃俭用的习惯，对于自己或子女花不少钱好不容易配上的一副假牙非常珍惜，在老人家眼中，一副假牙是要用一辈子的，不到破损无法使用是不会换新的。门诊中，也可以看见不少用了近10年甚至更长时间的假牙，以至于已经发生严重磨损，颜色已经完全发白了。其实，这样的假牙已经丧失了咬合、咀嚼食物的功能，而这些老人往往又欠缺定期去医生处保养假牙的意识。

定期去医生处保养假牙

其实，每一副假牙（学名"义齿"）都有自己的"寿命"，即便到了"预期寿命"后义齿没有损坏，它也丧失了实际的功能。随着使用时间的延长及磨损的加剧，义齿的咀嚼效率在不断降低；材料老化使义齿形态色泽发生改变；附着有大量微生物的旧义齿会引起口臭，继而影响患者社交生活；缺牙区的牙槽骨会不断吸收，最终造成义齿与组织不贴合，出现固位稳定性能不佳等问题。而解决这些问题的有效方法是，培养定期到临床医生处检查义齿的习惯，医生会做相应处理，以保持义齿的固位、支持与稳定，不对剩余口腔内的软硬组织造成损害。而且，没

有一副义齿是可以用一辈子的,不论假牙是否损害,平均 5～6 年都应更换一次。

误区六: 活动假牙的材质越贵越好

由于种植牙价格依然不是普通人群所能承受的。因此,目前相对价廉的活动假牙或全口假牙仍然是广大老年患者主要使用的对象。而在不少老年群体中,流传着这样一种说法:金属材质基托的价格比树脂材质的要贵,而且越贵的金属制成的基托越轻薄,强度更高,佩戴更舒适。所以,活动假牙也是"一分价钱一分货"。

活动假牙: 适合自己的才是最好的

活动假牙(下文用"义齿"代替)的挂钩是金属制作而成,义齿的基托可选用金属或树脂材料,人工牙则绝大部分由树脂材料构成。基托是选用金属好还是选用树脂好是很多老年患者关心的问题。大多数情况下,金属基托因其强度高、厚度薄而略胜一筹。但并不是所有患者都适用金属基托,对于有些患者,如牙槽骨萎缩严重的患者来说,金属基板由于造成压痛不便修改,所以未必是最佳的选择。对于需要临时过渡修复的患者而言,可选用树脂基托减低消费成本。决定活动假牙使用效果的好坏,最重要的还是医生根据患者口腔情况制订合理的义齿设计方案。只有在设计方案合理的前提下,才考虑材料的选择。所以假牙选用材料的价格并非义齿好坏的决定因素。

误区七: 带卡环的活动假牙是健康牙齿的"杀手"

"活动假牙主要依靠钩子和基托起固位稳定作用,松紧难以适从。钩、托太松,生怕戴不牢脱落;太紧,怕取不下无法清洗,基牙(即卡环附着的健康牙齿)还会疼痛。钩子易钩坏、钩伤、钩松缺失牙两旁的基牙,从而导致基牙发炎,松动不断加重至脱落。如果再重新装牙,还会松动,直至全部牙齿脱落,只能装全口活动假牙。"这是网上广为流传的一篇名为《活动义齿有害健康》的文章,不少老年人将之奉为真理,一看到带卡环的活动假牙就直摇头。

带卡环假牙设计合理,完全无损健康牙

其实,这些带卡环的可摘局部假牙(下文用"义齿"代替)有独特的优势:清洁方便。由于义齿与基牙之间易嵌塞食物,若不注意清洁易导致基牙牙颈部龋坏,所以活动义齿应做到每顿饭后清洗,这样可以避免牙龈炎症的发生,减少对基牙损害。

活动义齿的卡环设置在基牙的倒凹位置,在摘戴过程中对基牙仅产生瞬间作用力,制作精良的义齿可合理控制脱位力的大小,规避对基牙产生的不良应力,只要义齿的卡环设计合理即可避免上述问题。当然,修复完成后,老年朋友

还是要非常重视自身余留牙的保健,特别是已患有牙周炎者,要定期进行牙周维护;如果认为,此时牙齿已经装好,不需要再进行牙齿保健,则会加速对余留牙的损害。而这常被一些老年朋友误以为是卡环造成了牙齿的损害。

误区八:牙列缺损修复方式任我选

很多患者来医院就诊时,开场白往往是"医生,我的牙齿掉了,请给我装烤瓷牙,活动的那种我不选。""朋友告诉我活动假牙很不舒服,我装假牙只装烤瓷的。"对他们而言,修复方案就如同点套餐 ABC 一般,可以随个人喜好挑选。

假牙修复方案,请专业医师打造

实际上,针对不同患者的口腔状况,有着各不相同的修复方案。例如,牙齿缺失较多的老年患者,可选用活动假牙;牙齿缺失较少且口腔中余留牙健康的老年患者,可选用固定假牙;当然,对于全身健康状况良好的患者而言,如果经济条件允许,也可尝试种植义齿。所以,老年患者装义齿前,首先需到修复专科进行必要的牙科检查,由专业医师为其打造个性化的修复治疗方案,再结合自身的经济条件和审美需求,才能收到良好的修复效果,拥有一口美观而实用的牙齿。

86 缺牙及时修补,残牙切莫强留

蒋欣泉　口腔修复科主任医师、教授

对牙齿缺失后的修复问题,很多人容易走进两个极端:一是牙齿即使缺损缺失了也不去医院,等掉光了再说;二是残留的牙齿不好了也硬要保留。其实,两者都存在误区。我们要正确面对牙齿的缺失,既不能放任不管,想着装满口假牙"一次性解决",也不能固执己见,对已经失去功能的残牙"一保到底"。

牙齿缺失长期不修复将降低生活质量

牙齿缺失,特别是后牙(磨牙)的缺失,会大大降低咀嚼能力,造成前牙负荷过重,引起余留牙松动、过度磨耗等问题。缺牙长期不行修复,缺失间隙两旁邻牙就会失去制约,逐渐向缺牙间隙发生倾斜或者移位,严重时可产生咬合关系紊乱。而缺失牙对颌的牙齿也会因为失去垂直向对抗力而向缺牙部位移动伸长,最终使缺牙间隙逐渐变小。牙齿缺失后长期不修复,大大降低了生活质量,还可能会大大增加义齿修复的难度。因此一旦有任何牙齿的缺损或缺失,不能拖着放任自流,应及时到正规医院进行检查和治疗。

当患有牙齿疾病时应给予充分重视,及时就医去除病因,阻止疾病发展。若未及时治疗,疾病发展到一定的程度,可能会导致一系列问题,需要口腔修复科来解决。例如,牙体缺损(由于各种原因引起的牙体硬组织不同程度的外形和结构的破坏和异常)、牙列缺损(就是指牙列中有数量不等的牙齿的缺失)、牙列缺失(是上颌、下颌或上下颌牙齿全部缺失,其原因以牙周病、老年生理性退变较多)。

丧失功能的残牙不拔,后患无穷

有些患者抱有侥幸心理,对口腔里还有几个残根残冠格外"珍惜",想先把假牙装上能吃东西,其实这个想法也不完全正确。咀嚼功能的恢复是义齿修复的重要目标,在义齿修复之前需要进行全面的口腔检查,能够保留的残根残冠应尽量保留,但无法保留的残根、残冠及牙周情况很差的牙齿需要拔除。龋病、楔状缺损需要充填治疗。口腔卫生欠佳、牙石较多者需要牙周洁治、刮治治疗。很多老年朋友口内牙齿剩余不多的时候,对存留牙齿格外的珍惜,即使牙齿情况很差,也坚持不肯拔牙。殊不知,这些无治疗价值牙齿的存留不仅不能帮助咀嚼,反而会影响义齿的固位和功能的行使。

口腔修复方式多样,选择要因人而异

口腔修复的常规方法有以下3种:一是活动修复,利用天然牙和黏膜作为支持,由起固位作用的卡环、修复缺失牙的人工牙、起分散咬𬌗力及连接作用的基托和连接体组成的一种修复体,患者每天需自行取戴;二是固定桥修复,利用缺牙区一侧或两侧的天然牙作为基牙,用粘固剂将假牙固定在基牙上,患者不能自行取戴的一种修复体;三是种植修复,采用人工材料种植体,经手术方法植入牙槽骨组织并获得牢固的固位支持。

修复方式复杂繁多,能否选择自己心仪的修复方式? 要视患者的口腔情况而定,患者的情况各不相同,适合个体的修复方案可能只有有限的几种。尤其是口腔内存在牙体缺损、牙列缺损并存的复杂情况时,患者应该到正规的口腔医院进行检查及个体化修复方案的制订。有经验的医生会为患者制订可行的几种方案,每种方案各有优缺点,患者应根据自己的身体状况、经济情况及时间安排与医生进行讨论,在其中选取最合适的方案。

用"真"替代"假",或将是未来发展方向

再生医学利用先进材料、干细胞及有助于促进组织修复的因子,可望获得缺损组织生理性的再生,如颌面部的颌骨、牙齿等。21世纪是再生医学的时代,我们的研究目标就是希望将再生医学与口腔修复结合,来恢复患者的口腔功能。

虽然现在离临床的应用还有距离,但再生医学与口腔修复的结合在医者的教科书上已有所提及。国际学者公认这个研究是新的发展方向,能用"真"的组织去替代"假"的修复体,其未来具有美好的发展前景,将为口腔修复临床治疗开辟一条崭新之路。

随着科技的进步,无论是纳米技术、激光技术及计算机科学的发展,还是全瓷材料、人工牙种植体的出现,都促进了口腔修复的发展。口腔先进技术与材料的进步及循证医学指导口腔修复的理念,改变了口腔修复医学的传统观念与治疗方式,大大提升了修复体的质量与精度,改善了患者的就诊体验,缩短了诊疗时间,从而获得更加满意的治疗效果。

比如微创修复技术为我们提供了新的选择。其中漂白治疗为牙色不佳的患者提供了无创美白手段,超薄瓷贴面可以少磨牙乃至不磨牙,为患者提供美观与功能俱佳的修复体,同时保护了患者自身的牙体组织;由口腔修复医生制订方案,以恢复美观和功能完美统一的修复主导型种植治疗理念,逐渐在口腔种植医学推广,并得到患者的认可;计算机辅助设计(CAD)与计算机辅助制作(CAM)在口腔修复中的应用,包括对于口腔内软硬组织数字化信息的采集、重建,修复体的软件设计,以及最终的自动化制作,它彻底改变了传统的诊疗模式,将为患者提供更为便捷和高效的医疗服务;而再生医学将帮助人类实现修复口腔颌面部缺失组织、治愈口腔疾病的梦想。

87 你有缺牙"拖延症"吗

朱梓园　口腔修复科副主任医师

老年人缺牙不装连累好牙,可能导致一身病!专家提醒,缺牙不仅会影响到口腔功能,还可能对全身健康、社交以及心理健康等产生影响。第三次全国口腔健康流行病学调查数据显示:目前 65～74 岁老年人龋病患病率为 98.4%。有超过 90% 的中老年人从来不进行定期的口腔检查,也不会定期洗牙。上海市老年人牙周健康率仅为 14.59%。

缺牙"拖延症"可能导致一身病

年过六旬的顾老伯本来只缺了两颗牙,因怕看牙麻烦拖到牙齿掉光再镶全口假牙,哪知现在换了好几副都不舒服,医生说主要是因为时间拖太久了,牙槽骨已经吸收变形了反而更麻烦。因为咬不动食物,老伯只能囫囵进食,本就虚弱的消化系统不堪重负,常常胃痛、肚胀、消化不良。

许多老年人对口腔牙齿的缺失,特别是缺失1～2个牙并不重视,认为一侧牙齿没有了可以用另一侧,后面的牙齿没有了前牙凑合用。其实缺牙后如果长时间不镶牙会产生诸多不良的影响,特别是后牙(磨牙)的缺失,会大大降低咀嚼能力,造成前牙负荷过重,引起前牙松动疼痛、过度磨耗、颞颌关节损伤等问题。

据介绍,牙齿缺失以后,咀嚼功能变差,未经充分研磨、捣碎的食物直接进入胃肠道,将大大增加消化系统的负担,还会影响营养成分的吸收。长期如此,甚至可能引发消化系统疾病。另外,牙齿缺失后,咀嚼的任务就落到了其他牙齿身上。若长时间不修复,可能造成相邻牙齿的倾斜,以及与其咬合的牙齿的伸长等,继而引发龋病、牙周病,进一步加重对剩余牙齿的损害。

牙齿对维持面部的外观有很重要的作用,前牙缺失会让人看起来缺少年轻活力,使人更显衰老,同时会造成发音不清,俗称"说话漏风",对患者的交际活动产生较大影响,甚至会影响患者的心理健康。因此,患者一旦出现任何牙齿的缺损和缺失,应及时到正规医院进行检查和治疗。

活动假牙佩戴5～6年需及时复诊

很多人认为,假牙没有使用寿命,镶了牙后就可以一劳永逸,事实果真如此吗?其实,每一副义齿都有自己的"寿命",有些即便没到"预期寿命",义齿也会因为各种原因丧失了应有的功能。

随着使用时间的延长,磨损的加剧以及牙槽骨的不断吸收变化,义齿的咀嚼效率在不断降低。同时附着有大量微生物的旧义齿会引起口臭,继而影响患者社交生活。解决这些问题的有效方法是培养定期到临床医生处检查义齿的习惯,医生会做相应处理,以保持义齿的固位、支持与稳定,不对剩余口腔内的软硬组织造成损害。对于活动义齿来说,可能5年～6年需要检查更换。如果出现与假牙接触的邻牙或口腔黏膜出现疼痛红肿,假牙与牙齿密合不好导致嵌入的食物较多,或者假牙变形损坏,应该马上去医院请医生检查处理,绝不能凑合使用。

88 口腔癌:易被忽视的口腔"杀手"

孙 坚 口腔颌面-头颈肿瘤科主任医师

口腔癌是头颈部较常见的恶性肿瘤之一,舌癌最常见,其次为颊黏膜癌、牙龈癌、腭癌和口底癌。据国内资料统计,口腔癌占全身恶性肿瘤的1.9%～3.5%;占头颈部恶性肿瘤的4.7%～20.3%,仅次于鼻咽癌,居头颈部恶性肿瘤的第2位。口腔癌好发于老年人,以男性多见。近年来,口腔癌的发病年龄呈现

"两极分化"趋势,即老龄化和年轻化并存。同时,女性患者的发病率也有上升趋势。

早期症状不典型

口腔癌的常见表现有:①口腔颌面部出现新生物,表面呈颗粒状、菜花样,或早期出现溃烂、疼痛等症状;②舌、颊等部位出现不明原因的疼痛、麻木;③牙齿不明原因的疼痛,迅速松动、脱落等;④口腔或颜面部的溃疡持续两周以上不愈合;⑤不能解释的口腔黏膜出现白色或红色的斑块及浸润块。不过,一些口腔颌面肿瘤早期可无明显症状,有时易被误诊为慢性炎症、溃疡病、牙病或肉芽组织增生等,而待症状明显时,多半已到中晚期,为根治带来困难。

确诊靠"病理"检查

发现口腔癌或怀疑患口腔癌者都应尽早就医,有的需要拍 X 线片,做 B 超、CT 或磁共振成像检查。根据疾病症状、局部情况、影像学表现,医生一般可作出初步诊断。口腔癌的明确诊断一般需要做局部活检或穿刺抽吸后经病理切片,在显微镜下确诊。若基层医院不能确诊,应及时到上级医院诊治,大型综合性医院都设有口腔专科,在口腔癌的诊断治疗上具有丰富的经验。

手术是首选

治疗口腔癌,应树立综合治疗的观念,即根据癌肿的病变情况(组织来源、分化程度、生长部位、病变大小、淋巴结转移等)和患者的全身状况来决定治疗方案。治疗措施有手术切除、放射治疗、化学药物治疗、免疫治疗、冷冻治疗、激光及中草药治疗等。目前,手术仍是治疗口腔肿瘤最主要和有效的方法,适用于良性肿瘤或用放射线及化疗不能治愈的恶性肿瘤。手术的创伤取决于手术的范围。手术时,医生会根据不同口腔颌面肿瘤原发灶的位置、病理分类、浸润深度、浸润模式、分化程度、临床分期、病程时间和瘤体周围组织情况等综合因素来确定切除范围,避免因"多切"而导致功能障碍,或因"少切"而导致肿瘤复发。

预防最关键

由于口腔肿瘤早期症状不典型,容易被漏诊和误诊,故预防肿瘤的发生十分关键。具体措施包括:消除外来的慢性刺激因素,及时处理残根、残冠、错位牙,磨平锐利的牙尖,去除不良修复体和不良的义齿,以免口腔黏膜经常受到刺激或损伤,诱发癌肿,特别是舌、颊、牙龈癌;注意口腔卫生,不吃过烫和刺激性的食物;定期进行口腔预防保健治疗;戒除烟酒;从事户外曝晒或接触有害工业物质的工作时,应加强口腔防护;避免精神过度紧张和抑郁;不讳疾忌医,发现病变应及早就医,力争做到早期发现、早期诊断和早期治疗。

 ## 89 劣质的牙刷和假牙都会诱发口腔癌

钟来平　口腔颌面-头颈肿瘤科主任医师

中老年人是口腔癌的高发人群,多数老人都佩戴假牙,而不合格劣质的假牙佩戴后就会诱发口腔癌,同时,劣质的牙刷长期使用也可能会诱发口腔癌。

谈到口腔疾病,人们往往想到的是龋病和牙周病,很少有人会把口腔和癌症联系起来。事实上,在我国口腔癌并不少见,其发生率占全身恶性肿瘤的1.75%～5.18%,并呈逐年上升的趋势,可见对口腔癌的警惕决不可掉以轻心。

据了解,口腔癌特别"钟爱"中老年人群,临床上75%的口腔癌是在60岁以上的年龄组中检查出来的。造成口腔癌变的因素很多,吸烟、酗酒及佩戴不合适的假牙是最常见的原因。

劣质镶牙,因小失大

张女士几年前镶了一颗不太合适的假牙,为了省事,又不想多花钱,就一直没有纠正。假牙与嘴巴的长期"不和谐",使口腔形成溃疡,直至恶化导致癌变。张女士开始以为是上火了,也没放在心上,等到进食严重困难时才觉得不对劲,但此时已经到了口腔癌晚期。

可见,佩戴假牙一定要适当,特别是对于中老年人来说更是如此,不要一味图省事或者节省开支,否则很可能造成严重的后果。

劣质牙刷诱发口腔癌

劣质牙刷不但不能有效去除菌斑,还可能损伤牙龈和牙齿,长期使用可能造成对口腔健康的更大危害。

劣质牙刷的刷头一般比较大,伸进去后容易刺激黏膜。其次,劣质牙刷的刷毛比较粗,容易损伤牙龈,引起黏膜的损伤,引起口腔溃疡。黏膜受到偶尔的损伤可以自动修复,但是如果反复损伤,口腔溃疡容易引起癌变。

治本之策在于"早"

由于口腔癌涉及人体面颊、舌、唇、腭、口底等重要器官,具有癌细胞转移快、生存率低的残酷特点,美国塔夫斯大学教授迈克尔卡亨博士曾指出:"口腔癌所导致的死亡数至少是宫颈癌的两倍",而"三早"(早发现、早诊断、早治疗)政策则是目前医学界公认的"治本之策"。

所以,如果出现以下症状就应及早就诊,一是口腔黏膜颜色变成白色、褐色或黑色;二是口腔内发现肿物,而且生长速度快并伴有疼痛、出血或麻木;三是口腔内发现超过两个星期不能愈合的溃疡。口腔溃疡的病程一般不超过两周,如果烧灼感、疼痛等症状超过两周仍不见好,就要当心口腔癌的来袭。

另外,过度吸烟和酗酒也会诱发口腔癌,这已经成为医学上的定论。一般认为,烟草中的化学物质苯并芘及酒精对正常细胞的毒性,都会增加癌症发生的可能性。调查发现,吸烟多于 1 包/日或饮酒超过 25 g/d 者,患口腔癌的可能性要远远高于非吸烟或饮酒者。

口腔癌预防措施

(1)避免不必要的长时间光照,避免吸烟与喝酒。

(2)平衡饮食,粗细搭配,不喝、吃过烫的水与食物,避免刺激口腔组织。

(3)拔掉牙齿的残根、残冠,配戴良好的假牙,不刺激口腔组织。

(4)戴假牙的人,发现假牙下组织疼痛、发炎,要及时就医。

(5)养成良好的口腔卫生习惯,经常刷牙。

⑨⓪ 好习惯远离牙周病

夏　烨　口腔特需科护师

随着生活水平的提高,人们对健康的意识也随之提高。但大部分人都注重脏器方面的问题而忽略了口腔方面的疾病——牙周病,其实,它与动脉健康息息相关,包括流到心脏和器官的血液,也与皮肤出现皱纹有一定关系。

牙周病是发生在牙齿组织周围组织的一种慢性进行性疾病。可因牙龈发生炎症、水肿、牙周袋形成、牙齿松动、咀嚼功能下降所致,最终导致牙齿脱落。临床晚期时会出现牙龈出血、溢脓、牙齿松动等症状。所以预防要从洁牙开始,治疗也要从洁牙开始,要在牙石还没进入龈沟的时候就把它清除掉,要在菌斑、软垢还没硬化前把松软的牙石去干净。一定要重视牙周病,防止牙周病菌随血液进入心脏和动脉,间接起到预防心脏病的作用。

保持口腔清洁

口腔内有 20 多种细菌。在清洁牙面 1～6 小时后,就会形成新的菌斑,导致牙病发生。因此,应从 3 岁时就学会刷牙。要做到进餐完毕 3 分钟内刷牙,每次刷 3 分钟,每天刷 3 次。如有困难应做到"饭后漱口、早晚刷牙",尤其是睡前刷牙比早晨刷牙更重要。牙刷要选用细软有弹性的保健牙刷,用后洗净,将牙刷头向上放置晾干。养成依次刷牙的习惯,不可猛力来回横刷,否则会造成牙龈萎缩和牙组织缺损。

注意口腔锻炼

要经常食用粗纤维食物,充分咀嚼,能刺激唾液分泌,冲刷污物,有利于牙齿自洁,并能强健牙周组织。养成双侧咀嚼的习惯,否则会引起废用性牙龈萎缩,面部畸形。提倡用洗干净的右手食指,按放在上下牙龈下横向来回按摩,每次 2～3 分钟。可使牙龈周围组织的血循环增强,有利于牙周组织的代谢功能。每天早晨作叩齿锻炼,空口咬合(上下牙轻轻叩击)数十至数百次,2～3 分钟,可先叩磨牙,下颌前伸叩门牙,两侧向叩尖牙。

合理饮食起居

宜多食新鲜瓜果和蔬菜,保持大便通畅。忌食油炸、海腥的刺激性食品,少饮酒。生活要有规律,早睡早起,每天保证 8～9 小时睡眠时间。

保护牙周

检查补牙是否完整;保证清洁防牙周炎;日常应做到以下:

1 赶:每次就餐后刷牙前,把洗净的食指伸进口腔,顺牙的方向把积存的食物残渣"赶"出来,同时起到按摩牙床的作用。

2 提:经推赶后,再用牙刷顺着牙缝的方向去除残渣。

3 漱:将留在口内及牙上的残留物漱掉,用 2％～5％盐水或漱口水。

4 按:用食指轻按摩牙龈 10～15 次,从上到下逐个按摩,促进血液循环,有利于炎症消除。

5 叩:上下叩齿 10～15 次,运动牙根部起到固齿作用。长期坚持能使牙周病有效控制,健康的牙齿得以保护。

91 牙科,定期"随访"您做到了吗

魏 斌 口腔特需科主任医师

是否发现,在病历的末尾很多时候医生会写上"随访"两字。那么什么是随访

呢？简而言之，就是需要定期检查。

对于牙科来说，"随访"尤为重要。包括两大块内容：一是牙病治疗后的跟踪，二是正常牙齿、口腔情况的检查。拿假牙来说，无论种植牙、烤瓷冠桥、贴面还是活动假牙，都需要定期的检查维护。就好比买了车子要做定期的保养，是一样的道理。对于天然牙齿的随访，确切地说就是定期检查的概念。许多年前我们开始科普正确的刷牙方法和爱牙常识，这是十分必要的。但到牙医那里做定期检查的习惯还远远没有养成。因为即使你很认真、很仔细地刷牙，也会有遗漏的地方，牙科随访是必要的，也是可行的途径，它可以让我们早期发现问题、解决问题。

首先，口腔还是处于能够一目了然的表面，容易检查，也容易发现毛病。其次，牙齿的疾病一般发展较为缓慢，如果坚持半年一次的随访，其实我们有很多次机会可以发现它、阻断它。第三，与疑难杂症的治疗不同，几乎所有的牙医都能够胜任这种简单常见病的早期预防和发现，就近就医有利于我国牙科保健体系的完善。再者，谈到多数人具有的牙科恐惧症，如果与拔牙、根管治疗、牙周手术相比，早期治疗中的洁治、补牙、调磨等治疗过程都不会给您带来太大的不适和精神负担。最后，讲到费用，补牙可比根管治疗节省很多，比拔牙后装牙、种牙更不用说了。

您对"假牙"了解多少

魏　斌　口腔特需科主任医师

大多数人都会碰到牙痛、牙病的烦恼，免不了要装个牙套或装个假牙。大家对选择假牙的科普知识究竟有多少呢？装好假牙是不是一劳永逸了呢？

临床有哪些常见假牙类型
用于修补缺损的"嵌体"和用于保护牙齿的"冠"

牙齿缺损较大时，采用一般充填补牙的方法"补不牢"，我们可以选择嵌体或单冠的假牙类型，后者就是一般所说的"包牙套"的装牙方法。嵌体是可以恢复牙齿完整外形、承受正常咬合力，磨牙齿较少，多数情况下还可以保留牙神经。但当牙齿缺损面积很大，或已经经过根管治疗（没有牙神经了），出于保护牙齿防治折裂的目的，我们就需要做一个"冠"修复。

拔牙后，牙齿缺失了，可以装哪些假牙

（1）种植义齿是首选。

通俗地讲就是在没有牙齿的牙槽骨中植入一颗钛钉作为牙根，再在钉子上做出相应的牙齿。这种方式的优点很多：不需要切磨旁边的好牙齿，也不需要每天摘戴，没有异物感，方便舒适。

既然这么多优点，种植是不是都适合我们呢？不完全是。除了目前种植费用较昂贵以外，还必须结合缺牙区牙槽骨的骨质、骨量，以及患者的全身情况来判断。

（2）固定修复也是目前常用的一种方式。

人们最常说的"烤瓷桥"也属于这个范畴。它通过磨除相邻的牙齿作为基牙（我们比喻为"桥墩"），再通过在"桥墩"上搭桥的方法来恢复缺失的牙齿形态，永久固定在口腔里，而且舒适度高。但是它必须建立在合理的力学设计之上。如果缺失的牙齿过多或者"桥墩"本身不够稳固，"桥墩"就难以承受过度的负担，搭桥的时候可能出现问题，这时候也就不能选择这种假牙的修复方式。

（3）活动义齿。

可能在大多数年轻人的印象中，这种假牙类型是老头老太太们装的牙齿，但有时候在其他修复方案都无法进行时，活动假牙是最后的方式，来恢复牙齿的美观和功能。活动义齿与固定桥相比，不需要磨除旁边的好牙齿，同时费用相对来说较低，但是需要每天取戴清洗，而且体积较大，异物感较强，舒适程度较低。

装好假牙是不是一劳永逸了呢
请重视"定期随访"

对于牙科来说，"随访"尤为重要，包括两大内容：①牙病治疗后的跟踪；②正常牙齿、口腔情况的检查。

上述两种随访（真牙、假牙的随访）目前我们做得都很不完善，个中原因是多方面的，需要多方宣传，社会、家庭、个人、医生等共同努力。

"固定牙医模式"有助于做好随访

（1）治疗与随访：

你可能会很多次去看牙，看很多的牙，达到了一定的生活层次和品位，没有牙病也需要半年一次的随访。

（2）宣教与咨询：

关于牙齿的问题，也许你经常需要接受牙医科普、宣教和咨询，固定牙医模式有助于做好随访和宣教。

（3）就近选择牙医，会使得看病变得简单便捷。

不用担心医生水平的问题，牙齿问题一般属于常见病，多数牙医应该还是能驾驭的，包括半年一次的检查。更何况，因为是长期的交往，双向选择，你也可以变换你的牙医直到"固定"下来。

 93 正确认识唇腭裂　重返美好笑靥

徐　英　宣传处处长
王国民　口腔颅颌面科主任医师

唇腭裂患儿得到理想的治疗后,基本能和正常同龄儿童一样生活和学习。而且,无论唇腭裂患者的年龄大小,都是可以治疗的。

美国专家长期研究统计结果显示,全球约有 1 400 多万唇腭裂患者,每 2.5 分钟就新增面裂患者 1 名。近年来,我国每年新增约 2.5 万名唇腭裂患儿。

为什么会发生唇腭裂

唇腭裂,是指先天性的上嘴唇开裂,有单侧裂开,也有双侧裂开。唇裂和腭裂常伴发,男性多于女性。这种先天缺陷不仅影响容貌,还影响发音、吞咽和吮奶等,还因口、鼻腔相通,直接影响发育,经常招致上呼吸道感染,并发中耳炎。

上海交通大学医学院唇腭裂治疗研究中心对 1 万多例唇腭裂住院患者询问病史显示,约 85% 的患者无唇腭裂方面家族史。可见唇腭裂有遗传的可能,但并非绝对遗传。唇腭裂的发病按目前研究结果显示,主要是受遗传和环境两大因素的影响。环境因素主要有:病毒感染,药物,放射线污染,创伤以及精神因素等。

准妈妈要防感冒

胚胎期唇部合拢时间为怀孕后 2 个月至 3 个月,若此时准妈妈患上感冒,感冒病毒可能会使这一发育过程停顿,造成缺裂,这是最为常见的发病原因。遗传、环境污染、精神紧张、营养不良、药物及放射线等同样是发病原因,但不如感冒常见,有时甚至不大容易出现。由于营养不良、药物及放射线等要"恰当"配合才能致畸,太轻不会致畸,太重就会出现流产或死胎,要不轻不重恰好致畸当然不易,因而做好孕早期感冒的预防至关重要。

当然,坚持在医师指导下用药;防污染和禁止近亲结婚;保证孕妇营养充分、精神愉快、居室空气清新等亦是必不可少的。

手术修复的最佳年龄

唇腭裂是人类最常见的先天性颌面部畸形,可以通过外科手术进行修复。

如果已患有唇裂,什么时候做修补手术最好呢? 从家长的愿望来说,当然是越早越好。

事实上唇裂主要是解决容貌上的缺陷,手术年龄太小则解剖标志不清,很难对位准确,手术效果不理想;年龄太大,由于唇部裂开,失去约束,会不断向两侧发展而加重畸形,因此手术年龄一般以 3 个月至 6 个月时为好。目前,众多国内外学者认为,腭裂术后有无语音障碍和手术年龄关系十分密切。通常认为小儿语言发育的关键时期在 2~4 岁,而在语言前阶段,小儿两个月时就开始牙牙学语。因此,在小年龄段完成腭成形术的患儿,术后发生语音障碍的人数远远少于大年龄组患儿。以往都在 4~6 岁时手术,手术后随访,其发音很不理想。因此,腭裂手术最佳年龄为 3 个月至 12 个月。

唇腭裂序列疗法

如今,随着人们对唇腭裂这种先天畸形认识的深入和唇腭裂治疗效果的要求及医疗水平的提高,唇腭裂治疗已由单纯关闭裂隙发展到序列性治疗,既强调外形的完美,又注重术后的生长发育及获得正常的语音功能,甚至包括心理及社会适应能力的培养。通过这样系统的治疗,不但使患者获得外形的美观,同时还具备正常的语音、颜面发育、听力、心理及社会适应能力。

儿童护齿: 养成正确习惯,越早越好

汪　俊　儿童口腔科主任医师
冯希平　口腔预防科主任医师

对孩子来说,从出生 6 个月时第 1 颗乳牙萌出,到 12 岁时恒牙替换乳牙完成,儿童时期的牙齿健康维护至关重要。正确刷牙和饮食习惯能否养成,乳恒牙替换是否顺利,将会对孩子一生的健康产生重要影响。而龋齿预防和乳恒牙替换是家长们特别关注的。不过,在这当中,家长们也常常会有两个极端的认识误区:要么麻痹大意,如乳牙损坏后期盼恒牙萌出解决问题;要么反应过度,怕蛀牙不给孩子吃糖。

误区一: 乳牙蛀了、掉了没关系,反正恒牙会长出来

在一些家长眼中,乳牙因为终究要被恒牙所替代,因此显得无足轻重。即便已经发生了外伤脱落或者是严重蛀牙而导致缺失,他们也不以为然,期盼着新的恒牙萌出来解决之前的所有问题。这样真的可行吗?

乳牙坏了影响恒牙，别不当回事

乳牙从 2 周岁半左右全部长齐，到 6 周岁左右开始换牙，直至 12 周岁左右全部被替换，大概有 4～10 年的使用时间。乳牙在这段时间内对儿童的生长发育起到了至关重要的作用。

首先，健康的乳牙有助于消化作用，有利于身心健康发育。正常的乳牙能够发挥良好的咀嚼功能，给颌、颅底等软组织以功能性刺激，进而有助于颌面部正常发育。我们可以看到，乳牙健康的儿童体格健壮，颌面部发育良好，性格活泼开朗。而患有严重龋齿的儿童，通常体格瘦弱，身材矮小，颌面部发育不良。还有一点值得注意的是，前牙大面积龋、前牙因龋或外伤导致的缺失，还会影响患儿的美观及发音，使他们产生自卑心理，不愿意与同伴交流。

其次，乳牙的存在一方面为恒牙的萌出预留了间隙，另一方面对恒牙的萌出起着引导作用，有助于恒牙萌出及正常恒牙列的形成。如果乳牙因为龋坏或外伤导致牙体组织缺失而变小，甚至早失，有可能导致相邻牙齿发生移位，使原来乳牙所占间隙缩小甚至丧失，给恒牙的萌出带来困难。而乳牙的早失，会失去其对下方继承恒牙萌出的引导作用，导致恒牙萌出困难或异位萌出。

此外，乳牙龋坏进一步发展为根尖周炎之后，如果没有得到良好的治疗，则有可能影响恒牙自身的发育，导致恒牙发育或矿化不良，可表现为恒牙形态异常、颜色异常或在牙面上有黄斑点等。

误区二：牙齿疼了才看病

有家长认为，孩子平时认真刷牙，只要牙齿不疼就不会有蛀牙的发生，即便是一些不疼的牙病，只要不影响正常的生活和学习，应该没有问题。只有牙齿疼了才需要去看牙医。而事实上，等到牙疼才就医时，一些蛀牙往往已深入牙髓和根尖，治疗难度就会大大增加。

牙不疼不代表牙齿没问题

正确刷牙就能消除蛀牙隐患？事实并非如此。即便使用品质最好的牙刷、正确的刷牙方法，也只能清除口腔中大约 $60\%～70\%$ 的牙菌斑，而牙菌斑正是导致儿童蛀牙的重要原因。所以，正确刷牙并不能杜绝蛀牙隐患。

其实，牙齿不痛并不代表牙齿没有龋病。与恒牙相比，乳牙牙神经纤维分布较稀疏，牙神经对于疼痛的感知功能较恒牙弱，因此，乳牙龋齿即使已侵袭到牙髓，常常也没有症状。临床上还常常见到患牙深龋已导致牙神经坏死，甚至坏死牙神经感染物质已扩散到牙齿根尖部位，导致牙根间周组织发炎、牙龈脓肿或瘘管，患儿却没有疼痛的病史。而这些牙神经坏死却没有疼痛的患牙，即使暂时未影响孩子的学习和生活，但它就像一颗"定时炸弹"，在孩子机体抵抗力下降时，

炎症会急性发生，引起剧烈疼痛甚或颌面部肿胀；或成为一个慢性病灶，对患牙牙根方牙槽骨及其下方继承恒牙胚的发育产生持续的破坏，更有甚者，可能引起全身性疾病。因此，对这类患牙，家长需引起足够的重视。

早期龋齿的治疗十分简单：用特殊材料把龋坏的牙体组织填充起来，一般一次就能完成，进而能恢复正常的咀嚼功能。而当孩子的牙神经出现病变，治疗起来就比较困难，常需要进行根管治疗，俗称"抽牙神经"，治疗复杂、费时，在增加医疗费用的同时，还让孩子多"受罪"。当炎症进行到一定的程度时，则须拔除患牙，然后根据患牙位置、孩子年龄及口腔情况等因素决定是否需进行间隙保持。

总之，建议家长定期带孩子做牙科检查，及时发现龋齿及早治疗。一般来说，0～5岁时每2～3个月检查一次，6～12岁时每半年检查一次，12岁以上每年检查一次。

误区三：怕得蛀牙，不给孩子吃糖

有些孩子的童年缺少"甜蜜"的幸福感，因为爸爸、妈妈怕他吃糖后容易得蛀牙，就"剥夺"了他吃糖的权利。"孩子三四岁，每次吃完糖还要给他刷牙，他又不配合，真是麻烦。索性就不给他吃糖了。"这是不少家长的理由。然而不幸的是，仍有不少"不吃糖"的孩子患上了蛀牙。

科学吃糖，可以没有蛀牙

糖果几乎是每个人童年最美好的味觉记忆之一，而家长因为怕孩子得蛀牙而不给他们吃糖，无异于是因噎废食，未免有些简单粗暴了。其实，通过科学合理的吃"甜"法，完全可以让孩子享受甜蜜滋味的同时，远离龋齿的烦恼。

另外，家长们千万不要以为，只有糖果、巧克力才是糖，饼干、面包、米饭、面条等食物及水果都含有碳水化合物，在科学吃糖的同时，也需强调科学进食。如进食时间过长、含饭、进食频率过高等均容易导致龋齿的发生，这恐怕也是不少几乎"不吃糖"的孩子发生龋齿的原因。

吃甜食的频率、分量、黏稠度等因素都会对龋齿的发生产生影响。频率比分量更为重要，同样分量的甜食，一次性全部吃完，比长时间少量地不停摄入，所导致的龋齿概率要低得多。因为不断有甜食进入口中，会始终使口腔处于酸性环境，如此，更容易滋生细菌诱发龋齿。因此，最好每天固定在一个时间，把所有的甜食攒在一起给孩子吃。吃完甜食后，一定要记得漱口。

此外，如面包、饼干、蛋糕等黏稠度较高的甜食，容易附着在牙齿表面，比较难以清除，建议应让孩子减少这些食物的摄入量。而且，不容忽视的是，长期饮用可乐、汽水等甜味饮料，不仅是引起儿童肥胖的主要因素，也是导致儿童龋齿和出现牙齿变黑等酸蚀症的诱因。因此,也要控制孩子甜味饮料摄入。

误区四: 窝沟封闭每个孩子都要做

如今,不少小学与牙防所合作,在学校里为低年级学生开展窝沟封闭的牙科保健项目,受到很多家长关注。有些家长认为,只要磨牙上有窝沟就要做封闭,因此每个孩子都需要做。窝沟封闭后,食物残渣便会不停留在牙齿表面,这样龋齿就不会发生。而对于一些孩子经检查后被认为不适合做窝沟封闭,他们的家长便有些不满和气愤,像似受到了"不平等"的对待。

未完全萌出、有蛀牙、沟不深,都不适合做封闭

在牙齿发育的过程中,磨牙的咬合面部分会形成窝沟和缝隙,这些部位恰恰是容易"藏污纳垢"的地方,食物残渣会停留其中,久而久之便导致龋齿的发生。所以,对刚刚长好恒牙的孩子来说,对这些窝沟部位进行封闭,就可使食物残渣无法附着,就可以有效避免龋齿的发生。目前,窝沟封闭的方法主要是在牙表面的凹陷处,涂一层粘结性的树脂,在专用灯具照射下,数十秒内便可快速凝结为坚硬而平坦的表面。

但是,窝沟封闭也有一定的适应证,并非所有孩子都适合这种龋齿预防法。首先,牙体要完全萌出,如果还有部分牙体被牙龈覆盖的话,那么封闭剂注射其上就很容易导致脱落,造成治疗失败。而这些树脂材料的生物安全性完全经过科学论证,即便吞入腹中也没有大碍。其次,牙齿要完好健康,在已发生龋病的牙齿上并不适合。再次,由于不同孩子磨牙窝沟的深浅程度也不同,有些磨牙窝沟很浅,不会残留食物残渣,故也没有必要做封闭。

而即便符合适应证的孩子,窝沟封闭一段时间后也会发生封闭剂脱落的现象,这主要是由于在涂封闭剂时,可能有唾液的渗入,造成封闭剂没有完全与牙齿表面相粘合。此外,学校的非专业的诊疗环境以及众多学生需要在短时间内完成,都可能会降低窝沟封闭的成功率。

误区五: 孩子太小,不需要刷牙

"孩子太小,没必要刷牙,等长大一些再说吧。"这是医生听到过的不少家长的观点。他们说,自己在孩子两三岁时尝试后帮他刷牙,但是,孩子屡次不配合让他们最终放弃了。而且,有些家长还担心,牙膏容易被孩子误吞,其中的成分是否会对孩子有害。可往往真到了五六岁时,孩子一张嘴已是一口"烂牙",让家长追悔莫及。

刷牙,从第 1 颗乳牙长出开始

事实上,从孩子长出第 1 颗乳牙开始,也就是牙齿清洁的开始,孩子牙齿清洁习惯的养成越早越好。大约从 6 个月到 1 周岁半时,孩子开始长牙,从第 1 颗牙萌出起,家长就可以用纱布蘸水给孩子轻轻地擦拭牙床和牙齿,或者用专业的指套刷,这样不仅能清洁牙齿,还能按摩牙龈,从而促进牙齿的发育和萌出。

到孩子两岁半时,20 颗乳牙已完全萌出,此时就可以让他了解刷牙的过程和细节,为其日后独立刷牙做好准备。2 岁半到 6 岁时,可以尝试让孩子自己刷牙,然后由家长检查,并帮孩子补刷一次。此时,乳牙排列稀疏,牙冠较短,容易嵌塞食物。刷牙前,家长应先检查牙缝中是否有嵌塞物,若有则用牙线或棉签清除后再刷牙。

对于 3 岁前的孩子可以选用米粒大小的牙膏,此时孩子的吞咽功能还未发育完善,容易误吞牙膏,而这样大小的牙膏即便吞入腹中也无大碍。在孩子 3 岁半至 6 岁时,则应该在家长监督下,逐渐让孩子学会独立刷牙,并且选用低氟牙膏,用量以豌豆大小为宜;而千万不能因为孩子的不愿意、不配合,就轻易纵容他的坏习惯。6 岁以上的儿童,一般学会了独立刷牙,吞咽功能也已发育完善,此时可使用与成年人一样的含氟牙膏。

误区六:大人龋齿会传染给孩子

不久前,一位龋齿患儿的母亲,急切地想让儿童牙科医生帮他推荐经验丰富的一位成人牙医。这是因为她在微信朋友圈里,看到了一篇美国牙医对儿童牙齿健康的忠告:龋齿是一种传染病,其中不少儿童龋齿,都是由家长通过亲密接触、喂食、共用餐具等方式传染给孩子的。母亲说,为了让孩子牙齿健康,她自己要治好牙病,消灭传染源。

不患龋齿,从孩子自我防护做起

这位母亲爱子心切和以身作则的态度值得肯定,但这里需要纠正一个错误认识:龋齿是一种细菌感染性疾病,而非传染性疾病。母亲有可能将其口腔中致龋性细菌传播给她孩子,而不是将龋齿传染给孩子。无论有没有龋齿,我们口腔内都有大量细菌(包括致龋菌)的存在。而刚刚出生的婴儿口腔内并没有细菌,孩子看护者(不一定是妈妈或爸爸,也可能是祖父母、保姆等与孩子亲密接触的人)口腔中的细菌,有可能通过口对口亲吻或喂食、成人与孩子共用餐具等行为传播给孩子,一旦婴儿口腔内有牙齿萌出,致龋性细菌就在孩子口腔中定植、繁殖,成为口腔菌群的一分子。需特别强调的是,孩子口腔内有了致龋菌并不一定就有蛀牙。龋齿的发生从根本上来说,是口腔内致龋菌分解食物中的碳水化合物产生酸,酸长期作用于牙齿表面,牙体硬组织发生脱钙、最后牙体硬组织破坏,形成窝洞。

所以,要想让孩子少患龋齿甚至不患龋齿,根本的方法还是培养孩子良好的饮食习惯和口腔清洁卫生习惯,并带孩子定期进行牙科检查,即便发现有龋齿的苗头也能尽早解决。

误区七：拍牙片的辐射对孩子有害

最近,《牙片,小孩最好别拍》的帖子又流传了起来。帖子说,牙齿 CT 或 X 片中所产生的辐射剂量,对成年人可能没有问题,但是对儿童来说,则会潜伏多年,足以影响到他的生长发育和未来健康。这让一些家长担心了起来:"我儿子今年 6 岁,最近刚刚拍过牙齿 CT,这可怎么办才好?"为此,另一些原本打算带孩子看牙医的家长,也打消了检查的念头。

一次牙片检查,相当于在电脑前坐一天的辐射量

网上的流言是危言耸听。现在的 X 线检查都是数码的,拍摄牙片的放射剂量远在安全剂量范围以下,一般并不会对孩子身体造成负面影响。

事实上,拍摄牙片对于口腔疾病的诊疗有着极为重要的作用。许多牙齿根尖部位的病变以及牙槽骨的变化,医生都无法透过覆盖其上的牙龈组织看到。而在根管治疗中,牙片的拍摄则更为重要,它能够为医生提供包括根尖是否有炎症、牙根是否发生吸收、乳牙下方是否存在恒牙胚、牙根的长度具体为多少等重要信息,以便为孩子制订出更准确、更适宜的治疗方案。

误区八：牙齿矫正,一定要等到 12 岁

可能一些家长会有这样的经历:在孩子 7～8 岁、乳恒牙替换的时期,就已经发现他有牙列不齐甚至反𬌗(俗称"地包天")的情况,有了牙齿畸形是否应该尽早矫正呢? 家长带着孩子去医院的正畸科就诊,而有些医生的回答是:"孩子的牙槽骨还没有定型,现在做了没有多大意义,等到孩子 12 岁时牙槽骨发育定型了再来做吧。"于是,12 岁是正畸(牙齿矫正)治疗起始年龄的说法便在家长间流传开了。

严重牙列不齐或反𬌗,治疗不能等

事实上,正畸的年龄是否一定要等到 12 岁左右,不能一概而论,还需要结合孩子牙齿生长的情况而定。有一些轻、中度牙列拥挤导致的牙列不齐,可以随着孩子的生长发育可自行改善,无须治疗。而对于一些重度牙列拥挤,可以进行早期干预;对于乳牙早失导致的间隙减少或丧失,则须及时进行间隙保持或恢复;对于一些不良习惯,如吮指、吐舌、不良吞咽等,也应及早进行阻断性矫治。此外,对乳牙时期或乳恒牙替换时期由于牙齿因素导致的"地包天"需尽早治疗,以尽量减少对颌面部发育及外形的影响。

儿童时期的阻断性矫治,通常只需要佩戴一些活动性的牙套。目前,临床上还有一些预成的矫治器,如肌功能矫治器、导萌矫治器等,只需夜间佩戴。需要

提醒家长的是，让孩子接受阻断性矫治，需要逐渐培养起孩子良好的依从性，否则容易使治疗前功尽弃。

误区九：孩子牙齿长黑斑都是蛀牙引起的

有些家长会因为孩子的牙齿上的黑斑而发愁。一位年轻的母亲说，宝宝自从长乳牙开始就有零星黑斑出现，因此她非常注意培养和督促孩子养成正确的刷牙习惯，"牙齿上的黑斑一般是由蛀牙引起的，平时注意口腔卫生，正确刷牙，应该可以防治的"。但是，随着孩子乳牙的长齐，黑斑却越来越多了，怎么刷都刷不掉，这让她十分苦恼。

色素沉着、氟牙症，也会让牙齿变黑

造成儿童牙齿表面广泛出现深褐色或黑色现象的原因其实有很多，龋齿只是其中一方面的原因。通常龋齿引起的牙齿广泛黑斑，儿童还会伴有疼痛、食物嵌塞等症状，这需要及时去专业医院进行治疗，否则会影响孩子的换牙和颌骨发育。

除此之外，牙齿大面积的黑斑，还有一种多见的原因那就是色素的沉着。这些色素往往来源于可乐、酸梅汤等有色饮料或香甜、麻辣的食物，孩子长期饮食这些东西，会使牙齿渐渐变色，而且既不存在牙痛，又不存在牙体组织的减少。这种色素沉着通过洗牙时的抛光技术是可以去除掉的。但如果不改变这些饮食习惯，治疗后色素仍然还会再次沉着。

另外，导致牙齿大面积变黑，还有一种可能——氟牙症。如果孩子长期饮用高氟含量的饮用水会造成牙齿的变色，尤其是7岁以下儿童，牙齿变色会更加明显。目前，氟牙症还没有很好的治疗方法，而是重在预防。因此，一些高氟地区的儿童家长，应尽量为孩子选择无氟或低氟的牙膏，减少高氟含量物品的使用。

误区十：新门牙边缘有"锯齿"，上门牙缝隙大都有问题

当孩子长到幼儿园大班或小学一年级时，便开始换牙了。家长看到孩子长出漂亮的小白牙时都很高兴，但是，仔细一看却又忧心忡忡，原来在孩子新长出的门牙的边缘，出现了像锯齿样的三个小尖，"孩子的牙齿怎么和我的不一样？这会不会是畸形的牙齿啊？"而且，两颗上门牙之间的缝隙很大，这又会不会是没发育好呢？

门牙边缘"锯齿"、缝隙大，多属正常生理现象

其实，在新萌出的恒牙门牙切缘处，出现像锯齿样的小尖，完全是正常的生理现象，家长不必多虑。因为在门牙发育过程中，一颗牙齿通常是由3个生长中心形成的牙体组织融合而成的，在融合处还保留着一些各自"独立"的印迹——

小牙尖,从另一侧面也说明了这是最新鲜的恒牙的标记。这些切缘上的小尖会随着日后牙齿的磨损而逐渐消失。

相比门牙,如果是乳磨牙脱落,其下方新萌出的前磨牙颊舌尖之间多长了一个牙尖就需要引起家长的特别注意了。因为这个多出来的牙尖常细而尖,在咀嚼食物时非常容易折断。而这个牙尖内常有牙神经,一旦发生折断,就有可能便会造成牙髓的感染,一方面会引起牙疼,另一方面影响其牙根发育。此时的治疗就相当的复杂和漫长,且有可能导致该牙丧失。因此,一旦发现这种情况,需要尽早到牙科医院寻求专业治疗。

新萌出的上门牙缝隙过大,甚至像"八字"一样朝两侧歪,家长需要带孩子去牙科医院做检查,以排除是由多生牙或牙瘤阻碍造成的可能。另外,上唇系带附着位置过低,也会造成门牙间隙过大,通过对唇系带的修整可以解决。除了以上因素外,新生上门牙有明显间隙都属于正常的生理现象,这条缝隙会随着两侧新切牙的萌出而逐渐关闭。

95 要矫正牙齿,又怕钢牙难看,有没有好看点的矫正器

潘晓岗　口腔正畸科副主任医师

随着现代科学技术的发展,近十几年来出现了无托槽隐形矫治器,越来越多的医生和患者开始接受并喜爱隐形矫正。

无托槽隐形矫治器是用医用树脂膜片加工而成,没有托槽、钢丝等固定矫正装置,即"无托槽",佩戴在牙齿上时不易察觉,也称为隐形牙套。这样矫治可以悄悄地治疗,慢慢地改善,在不知不觉中完成牙齿矫治。

另外,隐形矫治器还是可摘的,患者可以在一些重要场合取下它们,也可以在吃饭和刷牙时取下,并正常刷牙和使用牙线。许多"钢牙"患者在就诊时表示金属部件或钢丝容易戳伤颊黏膜和周围的软组织,疼痛明显;而隐形牙套体积较小、紧贴牙齿,戴在口腔里几乎很快适应,异物感小,很大程度上避免刺激黏膜软组织,减少口腔溃疡的发生。

隐形矫治的独特之处还表现在,它是由计算机辅助设计每一步的牙齿移动,精确可控,矫正过程不良反应更少且不明显。此外,在隐形矫治过程中不损坏患者口腔内现有的单个烤瓷牙等修复体,还可进行其他如牙齿漂白等辅助治疗。

可能很多患者会疑惑,这软软的塑料牙套究竟能不能有效移动牙齿,完成矫

正？其实无托槽隐形矫治器经过十几年的发展，在全世界范围内至少有400万患者成功完成了隐形矫治，取得了令人满意的效果。

在无托槽隐形矫治的过程中，一般医生首先会给患者做一个全面的临床检查，制取模型、拍照和拍X线片等，分析能否进行无托槽隐形矫正，然后医生通过专业的软件为患者制订矫正方案，得出患者的模拟治疗效果及治疗需要的步骤，每一步治疗就需要一副牙套，并进一步根据需要进行调整，这是传统的固定矫治技术无法达到的。

为了防止矫治器脱位和帮助矫治器更有效地移动牙齿，医生可能会在牙面上粘接一些"附件"——颜色和牙齿接近的树脂扣，在牙齿排齐矫治完成后会磨除，对牙齿不会造成任何损伤。对一些有牙龈"黑三角"或上下牙齿比例不协调的患者，医生可能会进行"邻面去釉"——修去少量牙齿两侧的釉质。在无托槽隐形矫治过程中还需要患者良好的配合，包括坚持每天佩戴矫治器22小时以上、佩戴时注意牙套和牙齿贴合、按时换下一步牙套，按时复诊、维护好口腔卫生和牙套的清洁。

在佩戴初期，一些患者可能在初戴矫治器时会有异物感，对发音有一定的影响，但大多患者在佩戴1～2周后均可以进行正常发音。一般佩戴矫治器后，由于牙齿受力移动，大多会有酸胀、轻度疼痛的感觉，一般会持续3～4天，这种疼痛就是正常的正畸反应。一般情况下，患者需每两周换一副新的牙套，并且佩戴过的矫治器还需好好保存，以便在牙齿下一步移动不到位的情况下能返回前一步佩戴，并可能需要咬牙棒帮助矫治器就位和牙齿贴合，充分发挥矫治作用。

有了无托槽隐形矫治器，矫牙变得轻松、舒适、美观，牙齿悄悄变齐、变美了！

96 多久"洗牙"一次合适

刘大力　牙周病科主治医师

随着人们对牙齿健康的重视，很多人知道了"洗牙"可以帮助我们守护牙周健康。而谈到多久"洗一次牙"这个问题，也会脱口而出，"每年洗一次牙不是现代人的常识吗?"那么，这个"常识"是否正确呢?

事实上，"洗牙"只是牙周病积极治疗和牙周维护期间的一项治疗内容。当下您是否需要"洗牙"，这次"洗牙"后多久需要进行下一次"洗牙"，需要由医生综合很多因素进行专业评判，而并非有统一的答案。而且，仅仅每年"洗牙"一次，未必能获得理想的健康牙周状态。

狭义的"洗牙"指"龈上洁治",是由医生使用各种专业器械去除牙龈上部的菌斑、牙石和色素,并且去除牙面的微小刻痕的过程。而广义的"洗牙"则还要加上"龈下刮治",也就是去除牙龈下方的菌斑、牙石等刺激物的过程。通过彻底的"洗牙"以及每天持之以恒的自我口腔清洁,可以消除牙龈组织的炎症,保护牙周组织的健康,延长牙齿为我们服务的时间。如果口腔清洁习惯不好,任何"洗牙"也不会达到理想的效果。

所以,就每一位个体来说,当不了解自己是否有"洗牙"需要时,应该由口腔专业医师进行判断。这个判断内容远较"洗牙"复杂,我们称为"牙周治疗需要"。医师会通过与患者的交流和专业检查,判断当前的牙周状态,判断您该怎样努力养成什么样的行为习惯,医师可以提供哪些治疗,这些措施下可能获得怎样的牙周健康水平的提高。事实上,很多人需要比较长时间的、多次的、包括"洗牙"在内的积极治疗,养成一些好习惯后,才谈得上"定期牙周检查与维护"。

总之,比起考虑多久"洗牙"一次,我们更应了解自己是否需要"牙周治疗需要"。